その症状は"風邪"？

主訴から鑑別する・治療する

編著 橋口 一弘

著 石井 恵美
　 米田 吉位
　 川島佳代子
　 山本 佑樹
　 藤野 元子

中山書店

執筆者一覧 (執筆順)

橋口　一弘	ふたばクリニック	
石井　恵美	やくも診療所	
米田　吉位	ワイズクリニック	
川島佳代子	大手前病院耳鼻咽喉科	
山本　佑樹	京都大学医学部医学研究科呼吸器内科学	
藤野　元子	東京都済生会中央病院小児科	

［読者の皆様へ］

　本書の記載については，出版時の最新の情報に基づいて正確を期するよう極力努力しておりますが，その後の医学の進歩からみて，その内容が全て正確かつ完全であることを保証するものではありません．したがって，読者ご自身の診療にそれらを応用される場合には，医薬品添付文書や機器の説明書など，常に最新の情報にあたり，十分な注意を払われることを要望いたします．

中山書店

はじめに

　卒業して3年間の市中病院での研修医時代，その後4年間の大学病院と20年間の市中病院を経て現在に至りますが，"風邪"という疾患についてきっちりと勉強した記憶がありません．

　また大学病院では，風邪の患者さんを診察した記憶がほとんどありません．やはり"風邪"くらいで大学病院を受診しようという人は少ないせいだと思います．市中病院では，地域の先生方との連携もあり，また地域医療にも貢献していたことから，結構，風邪患者さんを診察しました．ですが診察時間が午前中だったり，午後の診察もそれほど遅い時間までやっていなかったということもあると思いますが，開業して以後に診察しているような"風邪"患者さんは診ていなかったような気がします．

　というのも，開業して地域に溶け込んできたかなと思った頃から，病院時代とは違った主訴で風邪の患者さんが来院されることに戸惑った経験があります．

　「今朝からのどが痛くなって….風邪にならないように用心で来ました.」

　「さっきから鼻水が出てきたんです．このままだと，いつも風邪になるので，早めに来ました.」

　「4～5日前から風邪っぽく，治ると思って様子をみていたんですが，明日から旅行に行くのでこれ以上悪くならないように薬をもらいに来ました.」

などが主訴です．ホームドクターとして認められたと思い，喜ぶべきだと思いますが，多少困ってしまいます．

　病院時代には，発症した当日に受診した患者さんを診察した記憶がありませんし，確実な症状がない段階で風邪患者さんを診るという経験がありません．言葉を変えると，同じ疾患を時間軸がずれた状態で診ているのではないかと思います．当然後から診察するほうが，いろいろな情報があり診断しやすいことはいうまでもありません．とはいえ早い段階で来院する患者さんに，確実な診断をし，納得のうえで治療を受けてもらいたいと思います．

　この本を書くことになってから，いままでより風邪患者さんの訴えや経過をよく診るようになってきましたが，臨床をして30年たった今でも新しい経験を積むことがあります．咽頭痛の原因疾患はさまざまですが，咽頭痛のある患者さんを診察していても人によってその痛みの表現の仕方が異なります．また正確に所見をとることによって的確な治療ができます．問診だけでなく，視診・触診による正確な所見をとることが大事であることはいうまでもありませんが，そのなかで，その症状は"風邪"としていいものなのか，あるいはそうではなく別の疾患かということがわかりやすい，より日常診療に役立つ本を目指しました．

本書を書くのにあたり私一人では荷が重いので，幾人かの先生に手伝っていただきました．

　鼻疾患については，大手前病院耳鼻咽喉科部長である川島佳代子先生にお願いしました．アレルギー性鼻炎の研究をはじめとして鼻疾患の研究をされており，大学病院のアレルギー外来も担当されています．

　最近，咳症状で耳鼻咽喉科を受診される患者さんも増えているように感じますが，やはり咳の原因の多くは下気道にあると考えられますので，咳の疾患に関しては，呼吸器内科の山本佑樹先生にお願いしました．先生は現在京都大学で肺のiPS細胞の研究もされている若手の臨床医です．

　また，風邪といえば幼小児に罹患率が高い疾患です．そこで小児の風邪の診かたや特徴があれば参考になるのではないかと考え，東京都済生会中央病院小児科の藤野元子先生に執筆してもらいました．先生は臨床だけでなく小児ワクチン研究の第一人者として活躍されています．

　ここ数年前から漢方薬の効果がいろいろな方面から見直されるようになってきていますが，患者さんによっては風邪疾患で漢方薬を内服されている方や漢方薬を希望される方も多くなってきました．私が以前勤務していた北里研究所病院時代からの知り合いである漢方専門医の米田吉位先生，石井恵美先生に本書の漢方処方についてお願いしました．両先生ともに内科専門医です．北里研究所病院東洋医学研究所を退職された後，現在は開業され，お二人とも在宅医療など地域医療に積極的に貢献されています．

　いずれの先生方も臨床経験豊富で，わかりやすい内容をご執筆いただきました．

　本書では風邪および風邪疾患に関連する疾患について記載していますが，のどや鼻を診る際に気を付けていること，日常診療に役立つポイントについても記載しました．

　最後に，本書の企画から編集まで行っていただいた中山書店企画室 桜井均さん，編集部 仲井麻理子さんに深謝いたします．

2016年1月

橋口一弘

その症状は"風邪"？　主訴から鑑別する・治療する

目次

第1章　風邪診療の基本ルール

風邪診療の基本ルール　　　　　　　　　　　　　　　　　　　　　橋口一弘　2
- 風邪または風邪症候群とは　2
- 風邪を診察する際に知っておくと役に立つルール　5
- のどの痛みを訴えてきたら　14
- 鼻症状を訴えてきたら　16
- 咳症状を訴えてきたら　17
- 発症（症状に気づいてから）から受診までの日数による対応
  ―症状緩和のための内服薬の有無も含めて　18
- ●漢方を使おう　発症から受診までの日数による対応　　石井恵美，米田吉位　22
- ◆漢方の副作用　　　　　　　　　　　　　　　　　　石井恵美，米田吉位　24

第2章　その"風邪"の正体は？

1　のど（咽頭）の症状が主訴　　　　　　　　　　　　　　　　　　橋口一弘　26
- 上咽頭炎　27
- 急性咽頭炎　32
- ◆咽頭炎のガイドラインいろいろ　36
- 急性扁桃炎　39
- 慢性扁桃炎　44
- 急性扁桃周囲炎　46
- 咽頭口内炎・外傷・熱傷　48
- 扁桃周囲膿瘍　50
- 急性喉頭蓋炎　52
- 咽後膿瘍　55
- 付録　Lemierre症候群（含む　内頸静脈血栓症）　57
- 番外咽頭炎　58
  - クラミジア咽頭炎および淋菌咽頭炎　59
  - 咽頭梅毒・扁桃梅毒　63
  - 番外の番外　虚血性心疾患　66
- ●漢方を使おう　咽頭：痛みの程度，喀痰の性状　　　　石井恵美，米田吉位　67

2　鼻の症状が主訴　　　　　　　　　　　　　　　　　　　　　　川島佳代子　71
- 急性鼻炎　72
- 急性副鼻腔炎，急性鼻・副鼻腔炎　79

目次

その症状は"風邪"？　主訴から鑑別する・治療する

　　◆急性副鼻腔炎のガイドライン　　　　　　　　　　　　　橋口一弘　　80
　　アレルギー性鼻炎　　90
　　嗅覚障害　　94
　　好酸球性副鼻腔炎　　97
　　副鼻腔真菌症　　99
　　●漢方を使おう　鼻：時間的経過で変化，慢性化，
　　　　くしゃみと合併，鼻の中が痛い，熱いなどの自覚症状
　　　　　　　　　　　　　　　　　　　　　　　石井恵美，米田吉位　102

3　耳の症状が主訴　　　　　　　　　　　　　　　　　　　橋口一弘　106
　　小児急性中耳炎　　108
　　成人急性中耳炎　　110

4　喉頭の症状が主訴　　　　　　　　　　　　　　　　　　橋口一弘　111
　　急性声帯炎　　112
　　●漢方を使おう　喉頭：感染後に痛みと声が出ない，しわがれ声
　　　　　　　　　　　　　　　　　　　　　　　石井恵美，米田吉位　113

5　咳症状が主訴　　　　　　　　　　　　　　　　　　　山本佑樹　114
　　急性咳嗽　　115
　　ウイルス感染症による急性上気道炎に伴う咳　　118
　　急性気管・気管支炎　　120
　　感染後咳嗽（postinfectious cough）　　122
　　肺炎　　124
　　遷延性咳嗽または慢性咳嗽　　131
　　●漢方を使おう　咳：喘鳴，熱の有無，症状のでかた，
　　　　一日中か，昼間に悪化，場所で悪化，夜間に悪化，慢性的な咳嗽
　　　　　　　　　　　　　　　　　　　　　　　石井恵美，米田吉位　133

付　発熱症状が主訴　　　　　　　　　　　　　　　　　　橋口一弘　136
　　●漢方を使おう　発熱：高熱，微熱，初期か5日目くらいか，再燃か
　　　　　　　　　　　　　　　　　　　　　　　石井恵美，米田吉位　137

第3章　小児の"風邪"の正体は？

1　自ら症状を語れない小児をどう診るか　　　　　　　　　藤野元子　142
　　小児の特徴を知ろう　　143
　　まずはトリアージをする　　146

親からの情報をいかに引き出すか　　147
　　　呼吸数，脈拍，血圧は年齢によって正常値が変わる　　151

2　乳幼児期によくある"風邪"　　藤野元子　153
　　　鼻汁先行型　　153
　　　咳先行型　　155
　　　発熱先行型　　157
　　　嘔吐先行型　　161

3　学童期によくある"風邪"　　藤野元子　162
　　　鼻汁先行型　　162
　　　咳先行型　　162
　　　発熱先行型　　165
　　　嘔吐先行型　　165

4　小児期の"風邪"とワクチン接種の意義　　藤野元子　167
　　　Hibワクチン　　168
　　　小児用肺炎球菌ワクチン　　169
　　　4種混合ワクチン（DPT-IPV）もしくは3種混合ワクチン（DPT）　　170
　　　インフルエンザワクチン　　171
　　　MRワクチン　　172
　　　ムンプスワクチン　　173
　　　ロタワクチン　　173
　　　●漢方を使おう　小児の"風邪"への漢方対応　　石井恵美，米田吉位　175
　　　◆抗菌薬投与とアレルギー性疾患　　橋口一弘　177

付録　風邪を予防する

風邪を予防する　　橋口一弘　180
　　　まずは食生活から　　181
　　　日常生活での風邪予防　　182
　　　うがい・手洗い・マスクの効果　　183
　　　◆未病　風邪をひきやすい患者への東洋医学的指導，養生法
　　　　　　　　　　　　　　　　　　　　　　　　石井恵美，米田吉位　187

　　参考文献　　189
　　索引　　193

その症状は"風邪"？　主訴から鑑別する・治療する

目次

column

"風邪"の語源　3

体が冷えると風邪をひく？　4

扁桃の診かた　7

風邪症候群に対する抗菌薬処方に関する考察　8

風邪の治療法：温熱療法　10

風邪の治療法：温かい飲み物　11

プラセボ / プラセボ効果（placebo/placebo effect）　12

後医は名医？　19

風邪を引き起こす代表的なウイルス① ライノウイルス　30

ルゴール塗布は効果があるか？　31

抗菌薬の必要な咽頭炎：クラミドフィラ・ニューモニエ感染　34

抗菌薬を処方するタイミング① 初診当日ではなく後日処方する　35

扁桃　39

A群β溶連菌感染後の疾患　41

抗菌薬を処方するタイミング② 初診当日ではなく後日処方する　42

扁桃膿栓　44

咽頭うがい液の採取方法　62

風邪を引き起こす代表的なウイルス② コロナウイルス　72

鼻粘膜の生理作用について　74

風邪の鼻汁に対する処方：抗ヒスタミン薬の効果について　75

鼻閉の治し方　76

鼻風邪は鼻汁が黄色くなったら治るのか　77

nasal cycle について　78

ラピラン®肺炎球菌 HS（中耳・副鼻腔炎）　88

老人性鼻漏について　90

たくさん出る鼻汁：skier's nose　92

たくさん出る鼻汁：gustatory rhinorrhea（摂食性鼻漏）　93

風味障害　95

後鼻漏について　96

咳と血液検査　116

感染症における迅速診断法と POCT（Point of Care Testing；臨床現場即時検査）　128

典型的な低血糖　　143

肺炎入院のシーズン　　144

保育園，幼稚園が始まった1年間の"風邪"　　145

罹患後の気道過敏　　154

異常行動とタミフル®　　158

決して侮れない突発性発疹　　160

小児の咳には"はちみつ"を？　　163

大人型の百日咳　　164

インフルエンザウイルス検査　　166

小児用肺炎球菌ワクチンと成人用肺炎球菌ワクチンの違い　　169

海外のインフルエンザワクチンについて　　171

世界手洗いの日　　185

診断チャート図

"風邪"の診断フローチャート

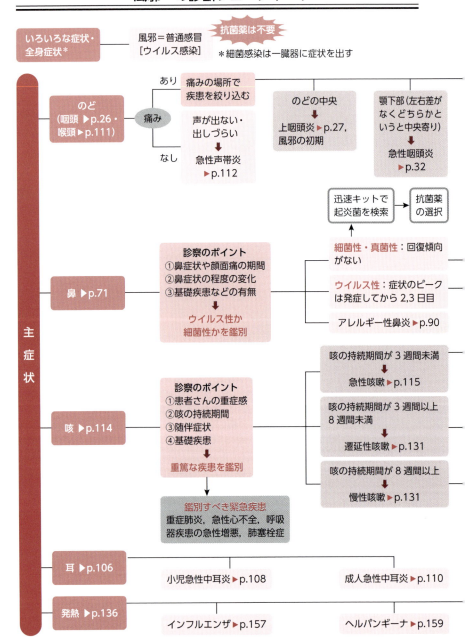

"風邪"の診断フローチャート

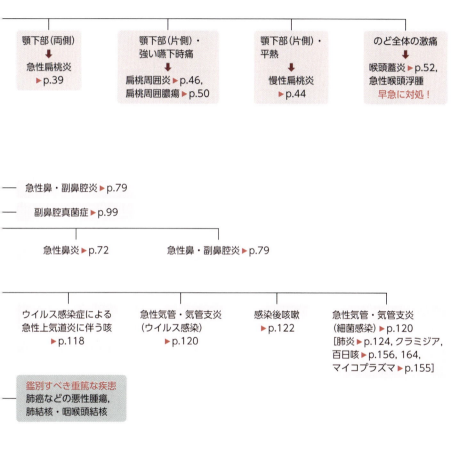

小児の"風邪"の診断

視診でトリアージ
緊急を要する疾患を鑑別

親から情報を引き出す
①発熱・元気度
②鼻汁
③咳
④嘔吐
⑤下痢

乳幼児期によくある"風邪"

先行症状

- 鼻汁
  - RSウイルス ▶ p.153
  - ヒトメタニューモウイルス ▶ p.154
  - ライノウイルス ▶ p.154

- 咳
  - マイコプラズマ ▶ p.155
  - クラミジア ▶ p.155
  - 百日咳 ▶ p.156

- 発熱
  - インフルエンザ ▶ p.157
  - ヘルパンギーナ ▶ p.159
  - 溶連菌 ▶ p.159
  - 突発性発疹 ▶ p.159
  - 尿路感染症 ▶ p.160
  - アデノウイルス ▶ p.160
  - EBウイルス ▶ p.160

- 嘔吐
  - ウイルス性胃腸炎（ノロウイルス, ロタウイルス, アデノウイルス, エンテロウイルス）▶ p.161
  - 細菌性腸炎
  - 溶連菌の胃腸症状

学童期によくある"風邪"

先行症状

- 鼻汁
  - RSウイルス ▶ p.162
  - ライノウイルス ▶ p.162

- 咳
  - 百日咳 ▶ p.162
  - マイコプラズマ ▶ p.162
  - クラミジア ▶ p.163
  - 結核 ▶ p.165

- 発熱
  - インフルエンザ
  - 溶連菌
  - アデノウイルス
  - 膠原病
  - 血液悪性腫瘍

- 嘔吐
  - ウイルス性胃腸炎（ノロウイルス, ロタウイルス, アデノウイルス, エンテロウイルス）▶ p.165
  - 細菌性腸炎（サルモネラ, キャンピロバクター, 病原性大腸菌, リステリア）▶ p.165
  - 頭蓋内病変 ▶ p.165

第 1 章

風邪診療の基本ルール

風邪診療の基本ルール

橋口一弘

風邪または風邪症候群とは

　風邪または風邪症候群の定義ですが，いろいろな教科書や参考書などをみてみますと，表現は少しずつ違うものの，簡単にまとめると「上気道に感染するウイルスによって起きる，鼻水やのどの痛み，熱などの症状がみられるもの．通常7日から10日くらいで自然に治るもの」といったところでしょうか．

　風邪の病型は，
① 非特異的上気道炎型
② 急性鼻・副鼻腔炎型
③ 急性咽頭・扁桃炎型
④ 急性気管支炎型
の4つに分類されることが多いようです．

　よく患者さんのほうから，「今日は"風邪"で来ました」「のどが痛くて寒気がするので"風邪"だと思います」といわれて来院されます．風邪の病型の中に咳も含まれていますが，「咳が出て"風邪"だと思います」といった主訴で来られた初診の患者さんは少ないのではないかと思います．咳症状で受診される方は，咽頭や鼻症状の数日後から咳が出たとか，他院で薬もらっているが咳がひどくなってきたといったことで受診されることが多いように思います．一般の方の"風邪"という概念は，多くの場合，やはり鼻・のどの症状になるのかもしれません．
　定義上，1週間から10日くらいで放置しておいても自然に治癒するということですから，自宅で栄養のあるものを摂って休んでいればいいというこ

column

"風邪"の語源

"風邪"の語源について，面白いことが書いてあったので紹介します．

風邪の語源は，吹く風と同じであったとのことです．

"かぜ"は古代中国では大気の動きであるとともに，人の肉体に何らかの影響を与えるものとして考えられていたそうです．このことから，吹く風が運んできた"邪気"を体内に引き込んでしまい，"かぜ（風邪）"という病になると考えられたとのことです．

『日本語ふしぎ探検』によれば，"かぜ"ということばが病という意味で使用されるようになったのは，平安時代からだそうです．最初のころは，"かぜ"とひらがなだったようで，竹取物語の中に"かぜ"が重い人の描写があり，これが最初のようです．鎌倉時代になり体に悪い影響を及ぼすことから，"風"に"邪"をつけて"風邪"="ふうじゃ"と呼ぶようになったとのことです．当初は中枢神経系の病気を指していたとのことですが，今と同じ意味で使われるようになったのは明治以降になってからだそうです．

（橋口一弘）

◆文献
1) 日本経済新聞社編．日本語ふしぎ探検（日経プレミアシリーズ）．東京：日本経済新聞社；2014.
2) 大野 晋．古典基礎語辞典．東京：角川学芸出版；2011.

とになりますが，現代社会では会社や学校をそれほど長く休んでいられないので，医療機関を受診して1日でも早く回復したいという希望があるのだと思います．

なるべく早くよくなってもらえるように，風邪の正確な診断やそれに関連する疾患を見極めるようにしたいと思います．

> **column**

体が冷えると風邪をひく？

　「昨日寒かったので風邪をひいたようだ」とか，「髪の毛を乾かさないで濡れたまま寝たので風邪をひいた」「今朝寒いと感じたら，そのあとからなんとなく調子が悪くなって風邪をひいたみたいだ」，ということで来院される患者さんを経験されたことがあると思います．実際に寒いということ，あるいは寒い思いをすると風邪をひくことがあるのでしょうか？

　これまではなんとなく「そんなことはないだろう」と，まゆつばものと聞いていましたが，ヨーロッパでも昔からの言い伝えのようなものがあるようで，イギリスの研究者が興味ある試験を行っています．

　健康な大学生を対象に，寒冷刺激の有無によって実際にその後，風邪発症があったかどうかを検討するという試験です．寒冷刺激は裸足になって10℃の冷水（9〜10L）に足を20分浸すという方法です．各群90人での試験で，刺激直後には両群とも変化はなかったとのことですが，翌日から4日目までの風邪症状スコアは寒冷刺激があった群（足を冷やした群）のほうが有意に高い値を示していました．4，5日後に風邪となったのは，寒冷刺激のなかった群では5人であったのに対し，あった群では13人と，有意に多かったとの結果が出ています．

　では，なぜ寒冷刺激があると風邪症状を引き起こすのかというと，寒冷刺激により鼻粘膜や下気道粘膜の血流低下が起き，その結果，粘膜の感染防御能が低下し，潜在性に感染していたウイルスが活性化，顕性感染を引き起こしたのではないかと推察されています．

　「寒く感じたから風邪をひいてしまった」ということは，全く間違いということでもなさそうです．

（橋口一弘）

文献

1) Johnson C, Eccles R. Acute cooling of the feet and the onset of common cold symptoms. Fam Pract 2005；22：608-13.
2) Eccles R. Acute cooling of the body surface and the common cold. Rhinology 2002；40：109-14.

風邪を診察する際に知っておくと役に立つルール

　風邪患者さんを診る際に，一番問題になるのが抗菌薬の処方が必要かどうかということです．

　ウイルス感染による発生率が高い急性咽頭炎で受診した患者さんに対して，欧米の医療機関においても高頻度に抗菌薬が処方されていることが報告されています．しかし，ウイルス感染に対しては当然対症療法ということになり，抗菌薬処方は必要ありません．

　主にウイルス感染が原因の風邪患者さんを診察するときに知っておくと役に立つこととして，

　「細菌感染は一臓器に症状を出すことが多く（＝いろいろな症状がない），ウイルス感染は多臓器に及ぶ症状を出す（＝多彩な症状を出す）」

　ということです．

　たとえば，溶連菌感染による急性扁桃炎で食事も摂れない患者さんが膿性鼻汁を出しているといった訴えをきいたことがありません．一方で，鼻汁やのどの痛み，咳といった上・下気道症状を訴える患者さんはウイルス感染であろうと推測できます．したがって，最初からいろいろな症状のある患者さんについては，抗菌薬処方の選択という可能性は低くなります．このルールを覚えておくと役立つのではないかと思います．

　ここからは著者からの提案です．個人的な見解も含まれていますので参考程度にしていただいて結構です．

風邪の患者さんを再診しよう

　風邪については，いろいろな教科書や雑誌など非常に多くの出版物があります．またインターネットを通じてさまざまな情報があふれかえっています．

　先生方も日常診療でいろいろなタイプの風邪の患者さんを診察されていることと思います．風邪だと診断して薬を処方しますが，たいていの場合1回の来院だけで，その後の経過がどうなったかということについて，ほとんど

の場合診ないままに終わってしまうことが多いのではないでしょうか．いろいろなタイプの風邪症状がありますが，自分の処方した薬剤が効果あったのか，あるいは受診以降に症状が増悪したとか，症状に変化があり他院を受診したのか，など少し気にしたほうがいいのかもしれません．

　そういう意味では，症状が続いたりあるいは増悪したということで再診してもらうほうが，診察する側にとっても勉強になりますし，また患者さんにとってもこれまでの経過の説明や内服薬の内容の説明を省略できるのでよいのではないかと思います．

視診の仕方

　この本は，耳鼻咽喉科の先生方だけではなく，第一線で活躍されている臨床の先生方や研修の先生方も対象としていますので，基本的な手技も記載します．

①舌圧子の当て方

　咽頭を診る際，咽頭後壁までじっくり観察しようとして，舌圧子を舌の中央より奥に入れてかなり力を入れて舌を押し付けているようなことはないでしょうか．そうすると逆に患者さんは咽頭反射を起こさないようにと舌に力を入れ，舌根部が上がってしまい，患者さんと力比べのようになって全く咽頭の観察ができなくなってしまいます．ベテランの先生なら患者さんの緊張を解いて，咽頭全体を診るコツをもっていることと思います．

　筆者の場合，舌はそのままの位置で開口してもらい，軽く舌の前方に舌圧子を当て，「エー」と発声してもらうと咽頭反射なく十分咽頭全体を診ることができています．舌背中央より咽頭側(奥)まで舌圧子を当ててしまうと反射が誘発されてしまいますので，なるべく奥まで入れて抑えつけないことが大事です．

②同じ光量で視診する

　もう一つ重要な点は，視診のときには同じ強さの光を使って診るようにすることです．光の量が少ないと，当然全体が暗く見えてしまい，正常の粘膜の色でさえ赤みがかって見えることがあり，炎症があるように思ってしまいます．また逆に明るすぎると全体が白っぽくなり，粘膜の色が薄くなってし

> **column**
>
> ## 扁桃の診かた
>
> 　小児の扁桃は比較的大きいので見やすいと思いますが，成人の扁桃は小児と比較して見づらいと思います．特に埋没扁桃であれば，よく見ないと扁桃があるのかどうかもわかりません．扁桃をよく診る方法として，前口蓋弓の中央に舌圧子を粘膜方向と直角に当てると，口蓋弓が翻転して扁桃が正面を向くようになり見やすくなります．反射の強い人では十分観察できませんが，そうでない人であれば扁桃がよく観察できます．
>
> 　　　　　　　　　　　　　　　　　　　　　　　　　　　　　　　（橋口一弘）

まいます．当然ですが，いつも同じ条件で診察することが大事です．

　日常診療で正常の咽頭粘膜の色調・腫脹の程度，扁桃の状態を見慣れておくことで，異常所見を判断できるようになることが重要だと思います．

風邪の患者さんにはなるべく処方を出す

　風邪をひいたと受診される患者さんの場合，局所処置だけ，たとえばのどにルゴールを塗布，鼻汁を吸引といった処置だけを希望して来院される患者さんもいらっしゃいますが，多くは今の症状からなるべく早く解放されたいと処方を希望されることが多いと思います．

　風邪を対象とした臨床研究は，日本ではほとんど見当たりませんが，アメリカではいろいろな研究が行われています．その1つを紹介します．

　風邪症状で来院した患者さんに，

　　薬を出さない群(1群)，

　　風邪薬(エキナセア*)であることを説明して薬剤を処方する群(2群)，

　　プラセボ薬を処方する群(3群)，

　　風邪薬(エキナセア*)を処方する群(4群)，

という4群に分けてその後の風邪症状の変化を検討した試験があります．

＊エキナセア：キク科の多年草で，アメリカ先住民の間で万能薬として使われていたハーブ．アメリカでは風邪薬として市販されている．

column

風邪症候群に対する抗菌薬処方に関する考察

　風邪症候群の診断・治療に多大な影響を及ぼされたと聞く，田坂佳千先生の総説があります．5ページのものですが，非常にわかりやすくまとまっています．その論文の中で，田坂先生自身が「抗菌薬使用に関する個人的見解」と題された記載があります．その中に私自身もかなり共感をもったところがあり，日常診療にも役立つと思いますので，紹介します．

　まずは御自身が参加された「風邪症候群の治療に抗菌薬を投与しないで経過を見た臨床試験の結果，細菌性肺炎・気管支炎・副鼻腔炎に発展した確率が1～5％である」ことを示されたあと，「"風邪症候群"に対する抗菌薬処方率を厳選された1～5％にまで低下させる厳格さを求めることは現時点では意味のないことであろう．まずは，抗菌薬処方率を現時点より3割でも4割でも低下できないか？診療を見直していただき，できれば最終目標を10～30％（出来れば20％以下）において実行されてみてはいかがであろうか？」と書かれています．そして，そのあとに具体的な例として，65歳以下の健康な人の風邪症状に対して，3日間抗菌薬投与なしで経過を見ることを勧められています．

　この方法は，欧米でも上気道感染症に対する抗菌薬処方率低下を目指した，受診時に投薬するのではなく2，3日遅らせて抗菌薬投与する方法が勧められているのと同じだと思います．

　風邪の患者さん，特に咽頭炎・扁桃炎の患者さんを診察したときに，いつもなら抗菌薬を出すかなと判断した患者さんのなかで，今日は1人でも2人でも抗菌薬を出さないでおこうと思って外来診療をしてみてはいかがでしょうか．

（橋口一弘）

🔹文献
1) 田坂佳千．"かぜ"症候群の病型と鑑別疾患．今月の治療 2006；13：1217-21．
2) Spurling GKP, Del Mar CVB, Dooley R, et al. Delayed antibiotics for respiratory infections (Review). Cochrane Database Syst Rev 2013；4：CD004417.

ただし3群と4群の患者さんにはどちらが処方されるかはわからないようにして（二重盲検）処方します．

結果は，風邪薬が効くと思っている人たちでは，薬を内服しなかった群と比較すると，プラセボ薬であっても薬を内服した風邪の人のほうが早目に症状がなくなり，症状も軽い傾向があったとしています．

風邪で受診される患者さんでは，何らかの薬を希望される方には処方してあげることも大事なのではないかという気がします．

ただ薬をあまり飲みたくないという患者さんもいらっしゃることと思います．そういった場合に少し役に立つ方法を，次ページからのcolumn「風邪の治療法：温熱療法」，「風邪の治療法：温かい飲み物」に紹介しましたので，参考にしてください．

風邪の患者さんの訴えに共感をもつ

インフルエンザが流行してくる冬場は，インフルエンザだけでなくいわゆる風邪患者さんで外来が混んでくることがあります．大体のところ風邪患者さんの訴えは似かよったものですが，診察のときに患者さんの症状なり訴えに，面倒がらずに共感をもって診察することが大事です．

先ほど紹介したアメリカのグループの研究では，医療側が風邪患者さんの診察の際，共感をもった接し方をすると，風邪の罹病期間や重症度の軽快が有意に短くなったり早くなるという結果が出ています．

このことは風邪に限らずすべての疾患について共通していることですが，特に風邪の場合は，のどの痛みで食事もつらくなったり，鼻がつまって口呼吸になりのどが渇く，寝ていても息がつまるのではないかと思うほどつらく感じたりと急激な変化があることで心細くなります．ありふれた疾患ではありますが，ちょっとした共感をもって診察することで，患者さんも安心するのではないでしょうか．

column

風邪の治療法：温熱療法

　風邪はウイルスにより発症するものですから，風邪薬といっても結局は対症療法ということになります．でもやはり風邪の症状はうっとうしく，1日でも早くよくなりたいものです．

　コクランデータベースに，風邪の症状に対する温熱スチーム（温かい蒸気吸入；warm vapor inhalation）の効果に関するレビューがありました．温度は42〜44℃くらいの蒸気を使用しています．

　文献としてはかなり以前のものをレビューしていますが，風邪症状に対する有効性に関する結果はまちまちであるものの，症状悪化をさせることないようです（OR 0.31；95％CI 0.16〜0.60）．

　最近では見かけることが少なくなりましたが，かつてはアレルギー性鼻炎の鼻閉の症状軽減の目的で温熱療法が，薬剤を使用できない妊婦さんの治療に使われ，また効果もあることが証明されていた記憶があります．

　鼻がつまっている患者さんに，蒸しタオルとか湯気を吸うように勧めてみることもいいかもしれません．

（橋口一弘）

■文献
1) Singh M, Singh M. Heated, humidified air for the common cold. Cochrane Database Syst Rev 2013；6：CD001728.
2) 松根彰志. 温熱エアロゾル療法. 耳展 2007；5（補3）：129-32.
3) 成田慎一郎, 朝倉光司, 形浦昭克. 妊婦鼻アレルギーのスカイナースチーム療法. 耳鼻臨床 1994；87：1739-44.

column

風邪の治療法：温かい飲み物

　温かい飲み物が風邪やインフルエンザに効果があるという民間の言い伝えがあるようですが，実際には科学的な証明はされていません．健康人での検討では熱い飲み物は鼻腔抵抗を下げるということが示されていることから，風邪においてその効果を検討した試験が報告されています．

　風邪症状（鼻汁・くしゃみ・鼻閉・咽頭痛・咳）をもつ30人の学生を対象に，コーディアルという果汁飲料を70℃のお湯または20℃の水に溶いたものを内服させて，その効果をみるというものです．

　温かい飲み物を飲んだグループでは，鼻の通りがよくなったという感覚が飲んだ直後から30分くらい続きましたが，冷たい飲み物を飲んだグループでは，鼻の通りに関しては変化がありませんでした．

　また，風邪症状の自覚的な変化では，温かい飲み物を飲んだグループでは風邪のすべての症状の有意な緩和がみられましたが，冷たい飲み物を飲んだグループでは鼻汁・咳・くしゃみの3症状のみ軽快したとのことです．

　風邪のときに温かい飲み物を飲むことで風邪症状の緩和が得られるということではないでしょうか．日本でいうと，風邪のときの卵酒というところでしょうか．

（橋口一弘）

文献
1) Sanu A, Eccles R. The effects of a hot drink on nasal air flow and symptoms of common cold and flu. Rhinology 2008；46：271-5.

> **column**

プラセボ / プラセボ効果（placebo/placebo effect）

　プラセボという言葉を聞いたことがあると思います．主に薬剤の効果をみる目的などの臨床試験で，"無作為化・二重盲検・プラセボ対照試験"といったことで"プラセボ"という単語をご存知だと思います．日本語ではplacebo薬＝偽薬というふうに訳されています．一般的な概念としては，治療目的の実薬と外見やにおいなど一見して区別がつかないように作られた，薬理作用が全く含まれない薬剤のことをいいます．通常，乳糖などが含まれることが多いようです．

　若い先生方は，外来診療でプラセボ薬を使用した経験はないと思いますが，私が卒業してしばらくの間はプラセボ薬を処方できる時代がありました．最近では外来でのプラセボ薬処方は全くみなくなったと思います．新薬の開発など薬剤効果の臨床試験では，プラセボ対照試験として行うことがほとんどですので，もちろんインフォームド・コンセントによる本人からの承諾をもらってから処方します．プラセボ薬内服による効果に対して，実薬の効果の有意性を検討することで，薬剤の有効性・有用性を判断しています．

　ところで，最近アレルギー性鼻炎治療薬のプラセボ効果について調べる機会があり，PubMedなど文献を調べていくうちに，"プラセボ（placebo）"の語源に関して記載してある文献に出会いました．

　"placebo"はもともとラテン語ですが，その語源は，"I shall please＝私は喜ばせる"ということになっています．しかしながら実際はもっと違う解釈があるということです．

　"placebo"という単語が最初に入ってきた時点ですでに間違って訳されていたようです．旧約聖書の詩篇Psalm116, 9節にヘブライ語で"et'halekh liphnay adonai b'artzot hakhayim."という一節があります．この一節をSt Jerome（347-420 AD）は"Placebo Domino in regione vivorum."（ヴルガタ聖書；Vulgate）（＝I shall please the Lord in the land of living.）と誤訳してしまったことがことの発端ということです．

　実際には，欽定訳聖書（King James Version）にあるように，"I will walk before the Lord in the land of living."が正しい訳文ということになり，St Jeromeの誤訳はのちになって否定されてしまいます．たまたま家にあった

旧約聖書（1955年度版）と聖書 新共同訳（1987年度版）をみると，この一節は"わたしは生けるものの地で主のみ前に歩みます"（1955年度版）もしくは"命あるものの地にある限り私は主の御前に歩み続けよう"（1987年度版）となっています．

しかしながら，13世紀ごろにカトリック教会ではこの誤訳のほうを儀式に用い，特にこの詩篇が死者のための挽課（夕べの祈り）に使われ，"Placebo"で始まることから，死者のための儀式の名前になりました．葬式に出席し，死者の棺の前で"Placebo"を歌い，死者の家族から金を要求する人がいたり，家族が牧師にお金を払って"Placebo"を歌ってもらったりということがあったようで，このころから，"おべっか使い""こびへつらう"といった意味も加わってきたとのことです．

その後の経過は不明ですが，18世紀になって「ありふれた方法または薬」という意味で，医学事典（George Motherby's *New Medical Dictionary*〈1785年〉）に載り，19世紀になり今の意味に近くなってきたものの「患者に利益あるというより喜ばせるための，あらゆる薬」という意味で記載されたとのことです（Hooper's Medical Dictionary〈1811年〉）．

"placebo"という言葉が聖書に由来し，さらに誤訳により時代を経て現在の使い方になってきたことには驚きました．

（橋口一弘）

◘文献
1) McQuay HJ, Moore RA. Placebo. Postgrad Med J 2005；81：155-60.
2) Aronson J. Please, please me. BMJ 1999；318：716.
3) Finniss DG, Kaptchuk TJ, Miller F, et al. Placebo effects：Biological, clinical and ethical advances. Lancet 2010；375：686-95.
4) 聖書（旧約聖書1955年改訳，新約聖書1954年改訳）．東京：日本聖書協会；1977.
5) 新約聖書（詩篇つき 新共同訳）．東京：日本聖書協会；1994.

のどの痛みを訴えてきたら

のどの症状を訴える患者さんを診るうえで大事なポイントとして，痛みの場所を問診からある程度絞り込んでおくと，痛みの程度やそのほかの随伴症状も無駄なく聞き取れると思います．

痛みの場所で疾患をある程度絞り込む

のどが痛いと訴える場合に痛みの場所を聞くことで，大体の痛みの場所とその原因を特定することができるのではないかと思います．

①のどの中央

上咽頭：場所的には鼻の奥，いわゆるのどちんこの裏側にあたる場所ですが，このところが痛い場合は，大体のどの中央，高さでいえば耳の付け根あたりの高さを痛いという方が多いようです．この場合は，上咽頭炎，風邪の初期を疑います．

②顎下部（左右差がなくどちらかというと中央寄り）

中咽頭：口を開けて見えるところになります．この場合は顎の下あたりで，左右差がなくどちらかというと中央寄りに痛みを訴えます．急性咽頭炎の可能性が高いです．

③顎下部（両側）

扁桃炎で痛みがある場合，顎下部（両側）あたりを指すことが多く，嚥下時痛がありますが，食事はできることが多いようです．

④顎下部（片側）・強い嚥下時痛

左右どちらかの顎下部に痛みがあり，嚥下時痛がとてつもなくひどい場合や，声が何となくくぐもっているときには，扁桃周囲炎もしくは扁桃周囲膿瘍を疑います．

⑤顎下部（片側）・平熱

全く熱もなく，元気であるのに片側ののどが痛く，同じように顎下部あたりを指すとき

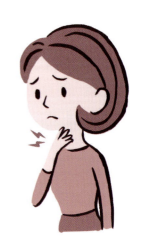

には，慢性扁桃炎を疑ったほうがよいかもしれません．特にこの場合，「魚を食べてもいないのに，骨が刺さったようなチクチクする痛みがある」「のどがなんとなく腫れているような気がする」という訴えもよく聞きます．

⑥のど全体の激痛

逆に痛みがもうどうしようもなく激しく，どのあたりか聞いても，「ここといった特定の場所ではなく，のど全体」という場合は，喉頭蓋炎や急性喉頭浮腫など，早急に対処すべき疾患を疑って慎重に対応します．

鼻症状を訴えてきたら

鼻症状を訴えてきた患者さんを診るうえで大事なポイントは，
① 鼻の症状（膿性鼻汁，鼻閉）や主に片側性の顔面痛（頰部痛，前頭部痛，眼の奥の痛み）などの症状の期間
② 風邪症状の経過中に鼻症状の程度に変化があったかどうか
③ 齲歯や歯周病などの有無と基礎疾患（糖尿病，下気道の慢性疾患など）の有無
などです．

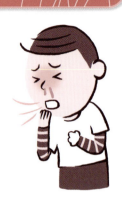

これはウイルス性副鼻腔炎か細菌性副鼻腔炎かということの鑑別が，治療選択のうえで重要となってくるからです．

細菌性の鼻・副鼻腔炎を疑うものとして，膿性鼻汁や鼻閉が風邪発症後も10日以上続いており回復傾向がないことや，風邪後鼻症状がいったんは回復したかにみえたが10日以内に再度急に鼻汁が増えたり頰部痛が出てきた場合などです（"double sickening" とか "double worsening" といいます）．欧米の報告では，ウイルス性副鼻腔炎の約 0.5〜2% が細菌性副鼻腔炎であるといわれていますが，鑑別が難しいときもあるようです．

ウイルス性の副鼻腔炎の症状のピークは発症してから 2，3 日目にあり，その後徐々に症状が回復傾向にあることが特徴です．その間多少鼻汁が粘稠であったり黄色くなっても細菌性でないこともあるので注意しましょう．

咳症状を訴えてきたら

咳症状の患者さんを診るうえで特に大事なポイントは，
①患者さんの「重症感」
②咳の「持続期間」
③随伴する症状
④基礎疾患（特に肺疾患，心疾患，免疫不全状態）
になります．

患者さんの「重症感」は当然最初に判断すべき重要な要素です．咳の原因には心臓・肺疾患がありますから，緊急対処が必要な患者さんが「咳」で通常の外来を受診されることも少なくありません．

次に把握すべきは咳が続いている期間です．なぜなら咳の持続期間によって念頭に置いて診察すべき疾患や，見落としてしまうと重大な結果につながる疾患が大きく異なってくるからです．

随伴症状として呼吸困難，鼻汁・咽頭痛などの上気道症状，喀痰症状などは，咳の緊急性の判断，原因の鑑別や治療選択を進めるうえで大変参考になります．

基礎疾患の有無は，ただの風邪のはずが，ただの風邪では済まなくなる可能性を想定するうえで重要です．

この4つのポイントに関しては，患者さんが診察室に入ってくる際の姿を観察し，座って問診票を見ながら2，3の質問をした時点で大方の情報を入手することが可能ですから，少し意識するだけで診療を潤滑に進めることができると思います．

以上，風邪疾患もしくはそれに関連する疾患を診るうえで，多少役に立つと思われる事項について大雑把に記載しました．

これから先は，少し詳しくみていきたいと思います．

発症(症状に気づいてから)から受診までの日数による対応 —症状緩和のための内服薬の有無も含めて

　開業してから風邪患者さんを診察していて気付いたことですが，風邪症状(風邪と思われる症状)を発症してから受診されるまでの日数が非常に短い人が多いということです．

　「今朝起きたらのどが痛かったので風邪だと思います．これ以上悪くならないようにと思って来ました」というように，数時間前に発症したことで来院される患者さんが結構多いことです．

　そこで，発症から受診までの日数による対応について考えてみたいと思います．経験からだけのことで，なんら科学的根拠はないのですが，参考にしていただければ幸いです．

今日症状が出ました

　「今朝起きたときにのどが痛くて，明日大事な用事があるのでどうしてもこれ以上悪化しないように早目に来ました」
　「今朝から鼻水が出てきたので来ました」
　「ちょっと熱っぽいので」
　「今朝起きたら鼻づまりがひどくて来ました．今は少し楽になってきたんですが，風邪かもしれないので…」
　といった訴えで来院される患者さんを診察されたことはありませんか．

　私も第一線で診療するようになってから初めて経験しましたが，こういった患者さんを診察しても有意な所見がないことがほとんどです．また，本当に風邪かどうかもまだ診断できないというのが本音でしょうか．

　この時点では，会社や学校など周りに風邪の人がいるかどうか，あるいは家に同じような症状の人がいるかなどの情報と，外来患者さんで同じような症状の人がいるかということから判断ということになるのではないでしょうか．

　現在みられる所見を説明すること，現在の症状に対する対症療法と今後の症状変化に対する対応などで，患者さんの理解を得るということになります．

　column にも書きましたが，"後医は名医"という言葉があります．風邪に

関して名医になるためには，なるべくこのような患者さんに症状が変わったらすぐに再診してもらうことだと思います．

昨日から症状が出ました

「昨日から風邪だと思います」「なんとなく昨日から風邪っぽいです」というのが，（統計は取っていませんが）第一線の診療所を受診する患者さんの中では最も多いのではないでしょうか．

「昨日からのどが痛くて，今朝から鼻水も出てきました」「昨日からのどが痛かったんですが，今朝起きたらもっと痛くなってきました」など，その症状は少し変化してきていることと思いますが，まだまだすべて出揃っていま

---

column

後医は名医？

　臨床をしているとよくいわれることですが，患者さんを後から診察した医師のほうが的確な診断をし，的確な治療をしてくれることから，最初にかかった医師よりも頼りがいがあり名医であるという患者さんの印象を表した言葉です．

　どんな病気にもいえることですが，時間が経過したほうがいろいろな症状が出揃うので，発症早期に診察した医師よりも後から診た医師のほうが正確な診断ができ，患者さんからすると前に診てもらった医師が頼りなくみえます．

　特に風邪では，1日ごとに症状が変化することが多いので，最初にかかった診療所からもらった薬が効かないという理由で，あるいは別の症状が出てきたという理由で異なる医療機関を受診する患者さんも多いのではないでしょうか．当然，自覚症状の経過と他覚所見の変化など，情報量が多ければ多いほどより正確な診断ができ，また症状にマッチした処方ができることは確かです．

　風邪の患者さんにできれば再診してもらえるように診察を心がけると，いつでも後医（＝名医？）になれるのではないでしょうか．

（橋口一弘）

せん．したがって，対症療法になりますが，次に再診された時に，「この前来たその日の夜から高熱が出ました」と言って来られたことを幾度か経験しています．当然最初の症状も変わってきていますが，こういうときはよく再診してくれたものだと感謝しています．

症状の変化があることや，耐え難い症状であれば再診するように話すことも，大事なことだと思います．

2，3日前から症状が出ました

こうなると"風邪"の症状はいろいろと出揃ってきていますので，多くの情報を得ることができると思います．また比較的OTC医薬品や医療機関受診後の投薬を受けていない患者さんが多いようです．

症状でいえば，のどの症状の変化（昨日まで痛かったが今日は軽くなった，今朝になってもっとひどくなった，など）だけでなく，鼻症状の変化（最初，鼻汁は水っぽかったが，だんだん色が濃くなってきた，黄色くなってきた），痰が出てきた，咳の有無など，いろいろな臨床症状の変化が把握しやすくなってきています．また，いまある症状の中で最も改善したい症状について聞き出すことができます．したがってどの症状に対してフォーカスを当て，治療するのかという方向性が決めやすく，また治療に対する患者さんの満足度も高くなるのではないかと思います．この時点で来た患者さんをうまく治療できるとよいと思います．

4，5日前，1週間くらい前から症状があります

これくらい経過してから来院される患者さんの中には，忙しくてどうしても来る時間がなかったという方もいますが，多くの患者さんはOTC医薬品を内服しても軽快しない，または他院で内服を処方してもらっているがよくならないので，ということで来院されるようです．この時点で多少気を付けたいこととして，内服した薬剤によって症候が変化した可能性があるということです．

たとえば，多くの風邪薬のOTC医薬品や処方薬のうち，一般感冒薬という中には，第一世代抗ヒスタミン薬が含まれていることがあります．この系

統の薬剤は抗コリン作用も併せもつことから，鼻汁抑制効果がみられます．来院された時点で，患者さんの訴えとしての鼻汁の性状は粘性であったり，多少黄色くなっていたりということが多いようです．

　風邪の自然経過における変化ととらえるか，あるいは内服薬の効果による変化とらえるか，といったことを正確に判断することが大事です．

　これまで服用した内服薬の種類やその内服薬によって軽快した症状，変化しない症状，増悪した症状，などを聞き出すことで，その症状に対する適切な処置，治療・治療薬が選択できます．ここでうまく治療できると，"後医は名医"ではありませんが，名医になれるのではないでしょうか．

さらにもっと前から症状がある場合

　「風邪で症状はあるけれど，あまりつらくないのでそのうち治るだろうと様子を見ていたけれどなかなかよくならない」という患者さんも診察されたことがあるのではないかと思います．あるいは「いったんよくなったけれども，また症状が出てきた」ということで来院されることもよく見かけます．

　統計をとったわけではありませんが，1週間以上前から何らかの症状が続いている患者さんの訴えを聞いていますと，咽頭痛が続くということは比較的少ないようで，咳が続く，鼻汁がなかなか止まらないといったことが多いようです．症状が長引くと心配になり，インターネットなどさまざまな方法で調べてこられる患者さんも多くみられます．

　ある程度時間が経過してきた風邪については，治療のターゲットとなる症状が限定されてきていますので，正確な診断と的確な治療ができますし，基礎疾患のない元来健康な人の場合は，自然経過で軽快することもあります．現在の状況を患者さんにも説明しやすく，納得してもらいやすいのではないでしょうか．

第1章 風邪診療の基本ルール

漢方を使おう

発症から受診までの日数による対応

石井恵美，米田吉位

発症0日

　前駆症状で，胃腸の普通の感冒で冬場や秋ごろには葛根湯①がよい．夏場の冷房病のような際にも有効である．胃腸の弱い人の前駆症状には香蘇散⑰，抗菌薬に下痢を起こしやすく，感冒を繰り返しやすい際にも香蘇散は有効である．また，虚証で，ゾクゾクと悪寒や咽喉の違和感をすぐに自覚しやすい際には麻黄附子細辛湯⑫がよい．桂枝湯㊺は大人でも子供でも使用でき，また胃腸にもやさしい．

1日目

　発汗の有無が重要．悪寒が続く際には倍量投与し，温かく過ごす．

2，3日目

　徐々に悪化している際には，現状の内服ではコントロールしきれないため処方の変更を検討すべきである．麻黄剤ですっきりできない際には，柴胡剤の必要性を考える．

1週間後

　微熱が継続する，夕方になると微熱が出てくる状態には，柴胡剤の適応がある．咽頭痛，扁桃の炎症，化膿が強い場合には小柴胡湯加桔梗石膏⑩がよい．

　自汗傾向，みぞおちのつかえや腹痛などの状態では，柴胡桂枝湯⑩，虚証で気管支炎症状があり冷え症で，往来寒熱の際には柴胡桂枝乾姜湯⑪がよい．下痢が著明な際には柴苓湯⑭（小柴胡湯⑨＋五苓散⑰），咳嗽や喘鳴を認める際には柴朴湯⑯（小柴胡湯＋半夏厚朴湯⑯）もよい．

かなり前より持続

病態が複雑化してしまっているため，現状の病態を再評価すべきである．麻黄剤は長期間使用しないように注意が必要である．

再燃

再燃する症状に対して対処を要するが，一度目の回復よりも時間がかかる可能性が強いため，養生の必要性もしっかり説明すべきである．適宜症例に際して，再検討をすべきである．柴胡剤（**補中益気湯**㊶，**小柴胡湯**，**柴胡桂枝湯**など）の適応は比較的多い．

症例❶

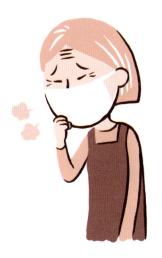

70歳，女性．約1か月前に風邪をひき，38℃の発熱，咳，痰の症状あり．近くの病院で5日分の薬剤をもらい（お薬手帳ではマクロライド系抗菌薬，アセトアミノフェン，鎮咳薬，トラネキサム酸）症状は改善した．その数日後より夕方になると手足がほてる感じがして，熱を測ると37.0℃から37.5℃くらいで，なんとなく嫌な感じがすることが2週間ほど続いている．「寝汗は？」と聞くと，「明け方に毎日着替えるほど汗をかいて起きている」とのこと．**補中益気湯** 7.5 g 3×毎食前を処方．

1週間後の再診時，「明け方の寝汗はすっかり良くなりました」とのこと．まだすっきりしない，ということで，2週間処方継続内服．2週後の再診で，「すっかり良くなりました」との明るい表情．

漢方の副作用

石井恵美，米田吉位

　漢方エキス製剤が大幅に薬価基準に収載された1976年に，現代の日本における漢方医学が保険診療で行われ始めたのはいうまでもない．その後，昨今のように臨床家が漢方薬を治療に用い始めたのには，患者や病態が複雑になるなか，臨床家として治療に役立つものならばすべて取り入れようとする意識と動きが出てきていることが大きいと考えられる．そこで，漢方薬の一般的な注意点として，副作用で特に注意すべきものを下記にまとめる．

アレルギー反応
　薬剤に対するアレルギー反応の過剰な際には，まず少量を使用し，1，2週間後の再診で確認すべきである．

肝機能障害
　内服後2週間くらいから肝機能障害が起こりうることが報告されているため，特に黄芩含有の製剤に関しては遅くても内服開始2，3か月後には採血して確認すべきである．

　黄芩含有製剤以外でも，肝機能障害の発生は報告されていることから，内服2，3か月後の採血はしておくとよい．

間質性肺炎
　発熱，咳，呼吸困難など内服後の症状出現時には，間質性肺炎を疑うことも忘れないようにすべきである．

甘草の副作用
　甘草の副作用には偽アルドステロン症（浮腫の増悪や血圧の上昇，カリウムの低下，ミオパチーなど）があるので，甘草の1日投与量，特に2，3種類の漢方薬を併用している際には，合計で何gの甘草を含有しているかを確認しておくべきである．

麻黄の副作用
　麻黄の副作用は交感神経刺激作用で，不整脈などの循環器疾患，甲状腺機能亢進症，前立腺肥大症，緑内障の有無の確認をすべきである．緑内障に関しては閉塞隅角や前房の浅い際には注意が必要である．また，これらの麻黄剤内服後の副作用は，内服中止で速やかに自覚症状が軽快するので，その旨を説明することも安心につながると思われる．

第2章

その"風邪"の正体は？

1 のど（咽頭）の症状が主訴

橋口一弘

　「風邪をひいたので来ました」「風邪だと思います」と来院されるほとんどの患者さんは，多かれ少なかれのどの症状（のどが痛い）が初発症状であることが多いようです．

　患者さんが訴えるのどの症状は多彩です．患者さん自身が症状に気づいてから来院するまでの日数にもよりますが，のどの症状の訴えとしてよく聞くのは，

「今朝からのどが痛くなったので来ました」
「2，3日前からのどが痛くなったので来ました」
「鼻とのどの間が痛いです」

といった訴えや，

「右（または左）ののどだけが痛いです」
「のどに白いものがついて，痛みがあります」
「のどに違和感があります」

という，やや軽めの訴えもあります．

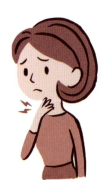

もう少しひどい訴えになってくると

「のどが痛くて水も通りません」
「のどが痛くて，口が開きづらく，しゃべりづらいです」

という方もみられます．

　診察室に入ってくるときの様子から痛みの程度などある程度判断できますが，実際問診の時の声の出し方や呼吸の仕方，姿勢なども診断に大事な要素です．

　風邪疾患の場合は，のどの訴えが単独でみられることは少なく，熱や全身倦怠感，鼻症状，咳などの症状が併せてみられることがあります．

　ここでは，風邪と思って来院する患者さんで，一番多い症状である咽頭症状についてみていくことにします．

1 のど(咽頭)の症状が主訴／上咽頭炎

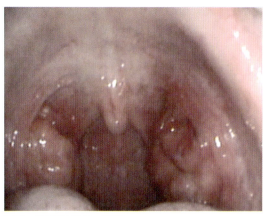

図1　正常の咽頭・扁桃

上咽頭炎

どこにあるのか

　上咽頭は鼻腔の奥から口蓋垂先端の高さまでの部位をいいます．わかりやすくいえばのどちんこの奥，鼻の一番奥ということになりますので，通常の視診だけでは全く見えないところということになります．

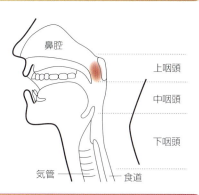

病気としては

　第一線の医療機関に，咽頭痛を訴えて受診する患者さんの原因疾患として最も頻度の高いものだと思います．原因としては，大部分ウイルス感染で一部細菌があります．ただし，乾燥による上咽頭の痛みも上咽頭炎として診断されるので，すべての原因が感染というわけではないことに注意しましょう．

症状

のどが痛いという訴えがほぼ100％です．

その痛みの場所を聞くと，「鼻の奥」とか「鼻とのどのつながりあたり」と正確な痛みの場所を言える人と，「あごの中央あたり」，男性でいうと「のど仏のやや上のあたりに痛みがある」という人が多いようです．

疾患のピーク時には，上咽頭粘膜の腫脹による鼻閉を訴えることもあります．「鼻の奥に何かつまっている，たまっている」という訴えもありますが，やはり痛みが気になることのほうが多いようです．

発症後数日経過した場合は，咽頭痛は徐々に軽快してきていますが，「のどの後ろにねばっこい物がたまっている」「後鼻漏がある」という訴えも出てきます．

所見

初期には，通常の診察では，咽頭に全く所見がみられません．時間が経過してくると咽頭後壁粘膜の発赤がみられたり，後壁に粘性または膿性分泌物の付着をみることがあります．

炎症の程度をみる目的で，ファイバーで上咽頭を観察すると，上咽頭粘膜の発赤・咽頭扁桃の腫脹・粘性（または膿性）分泌物の付着などが観察できます．鼻閉の訴えにもかかわらず鼻粘膜の腫脹は少ないことが多く，鼻処置をして吸引すると上咽頭から粘稠な分泌物が引けてくることがあります．

ライノウイルス感染（p.30 column「ライノウイルス」参照）では，好中球浸潤がみられ，分泌物はやや色がついて粘性になることがあります．したがって細菌感染と区別がつかないことがあります．

治療

基本的に対症療法になります．痛くなってから（発症してから）何日目に来院したかに大いに左右されます．

実際にファイバーを使って鼻の奥を直接観察すると，分泌物の性状や粘膜の腫れ具合などの程度が判断できます．ファイバーがなくても，咽頭捲綿子

を使って上咽頭にルゴールなどを塗布すると，痛みの程度，捲綿子に付いてくる分泌物の量や色などによって，炎症の程度が判断できます．

通常，抗炎症薬や消炎酵素薬の投与で軽快しますが，随伴する症状（たとえば膿性鼻汁，咳など）によって対症的に薬剤を追加します．

抗菌薬投与の判断

上咽頭炎では，ウイルス感染が多いことが知られていますが，溶連菌感染もみられます．扁桃や咽頭に大した所見がないにもかかわらず，高熱や痛みが強い場合，また地域や家族内で溶連菌が流行しているといった状況があれば，溶連菌感染も考えます．やはり培養しないことにはわかりませんが，今は迅速検査もありますので参考にするのもいいと思います．

溶連菌感染であれば，ペニシリン系抗菌薬を10日間もしくはセフェム系抗菌薬を5〜7日間内服することが必要です．

気を付けたいこと

通常，対症療法で経過をみていってよい疾患です．ただし，鼻の奥に分泌物がたまっていてすっきりしないからといって鼻すすりが多かったり，強く鼻をかみすぎたり，あるいはその状態で飛行機に乗ったりすると，中耳炎など耳に影響が出ることがあります．細菌感染を合併し，急性鼻・副鼻腔炎になることもありますし，後鼻漏が原因で咳症状まで発展することもあります．

風邪は万病の元といいますが，ひょっとしたら，風邪というのはこの上咽頭炎のことを指すのではないかと思うほど，いろいろな疾患に発展していく可能性をもった疾患であることがわかります．

column

風邪を引き起こす代表的なウイルス①

ライノウイルス

　ピコルナウイルス科エンテロウイルス属に属する普通感冒＝風邪の代表的ウイルスとして知られています．

　比較的酸抵抗性が弱く，増殖の至適温度が低く33度くらいであることが特徴です．ライノウイルスはエンベロープがないため，消毒薬に対する抵抗性が強いといわれています．一般的には流水による手洗いが有効です．

　伝播様式は基本的に飛沫感染ですが，手指からの感染もあります．潜伏期間は1〜3日で，感染後2週間くらい鼻汁中にウイルスが排出されています．

　初秋と晩春に流行がありますが，感染しても約1/3は不顕性感染と考えられています．

　このウイルスは直接宿主細胞を破壊することはなく，宿主の免疫反応によって産生された炎症性ケモカインやサイトカインによって臨床症状を出しています．感染すると鼻汁やくしゃみなどがみられますが，ヒスタミンや肥満細胞由来のメディエーターの関与は否定的です．したがってライノウイルス感染の鼻汁には，抗ヒスタミン薬は無効ということになります．

　血清型が数百種類あるといわれており，このウイルスに対するワクチンは不可能と考えられています．

（橋口一弘）

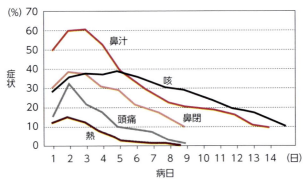

図2　一般的な風邪（ライノウイルス感染）の症状推移

(Rosenfeld RM, et al. Clinical practice guideline: adult sinusitis. Otolaryngol Head Neck Surg 2007; 137: S1-S31 より改変引用)

文献

1) 西園晃. 風邪症候群を引き起こすウイルス. 川内秀之編. 風邪症候群と関連疾患—そのすべてを知ろう. ENT 臨床フロンティア. 東京：中山書店；2013. p.16-26.
2) van Kempen M, Bachert C, Van Cauwenberge P. An update on the pathophysiology of rhinovirus upper respiratory tract infections. Rhinology 1999；37：97-103.
3) Arruda E, Pitkäranata A, Witek Jr TJ, et al. Frequency and natural history of rhinovirus infections in adults during autumn. J Clin Microbiol 1997；35：2864-8.
4) Patrick AK. Rhinovirus chemotherapy. Antivirual Res 2006；71：391-6.
5) 高田賢蔵編. 医科ウイルス学 改訂第3版. 東京：南江堂；2009.

column

ルゴール塗布は効果があるか？

　耳鼻咽喉科を長い間やっていると，「のどが痛くなったからルゴールを塗ってほしい」とか「のどにいつもの薬を塗るとすぐによくなるから」と，ルゴール塗布を希望して受診する患者さんがいます．

　ルゴールは一般用医薬品第2類医薬品に区分され，日本薬局方名は複方ヨードグリセリン(ヨウ素，ヨウ化カリウム，グリセリン，ハッカ水，液状フェノール)です．ヨード製剤の粘膜局所の殺菌・収斂作用により早期の症状軽快を目的として，局所(ここでは咽頭)に塗布することになります．ウイルス性のカタル性咽頭炎に有用性が高いといわれていますが，あくまでも補助的療法という位置づけです．

　私が臨床を始めるかなり前から施行されている療法で，高齢の方には抵抗なく受け入れてもらえますが，若い年齢層の方には違和感があるようです．

　ルゴール塗布による治療効果に関する研究はないので効果のほどは何ともいえません．個人的な印象では，風邪の初期で特に上咽頭炎の患者さんの上咽頭に塗布すると咽頭痛は比較的早く軽快するようです．

　今では耳鼻咽喉科だけやっているのでしょうか．

(橋口一弘)

文献

1) 藤原啓次，山中昇．鼻咽腔・扁桃の感染症に対する局所処置．山中昇，横田俊平編．薬剤耐性菌による上気道・下気道感染症に対する治療戦略—私の治療選択．東京：金原出版；2002. P.156-63.
2) 川口聡美，安田忠司，高田裕子ほか．含嗽剤の殺菌効果の比較検討．イソジンガーグルとオラドール含嗽剤．日本病院薬剤師会雑誌 1998；34：1167-71.

急性咽頭炎

どこにあるのか

のどを開けて「アー」といってもらったときに，一番突き当たりに見えるところです．解剖学的には上は口蓋垂の高さから下は喉頭蓋の高さまでをいいますが，正確には中咽頭といいます．とにかく通常見えるところです．口を開けると左右に梅干しの種のように見えるのが扁桃です（腺組織ではなくリンパ組織ですので，扁桃腺と呼びません）．

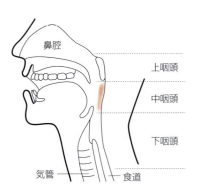

病気としては

読んで字のごとく，咽頭の炎症ということですが，通常扁桃に炎症はないものを指します．ウイルス感染によることがほとんどです．

症状

のどが痛いという主訴が100％です．咽頭炎と診断した患者さんは，発症して2, 3日経過してから受診することが多いように思います．どちらかというと，先に記載した上咽頭の痛みが比較的軽かった人で，様子を見ていたけれど痛みが軽快せず，痛みが広がってきたという人が多いようです．痛みを訴える場所としては，のどの真ん中，あるいはのど全体を指します．左右の顎下部あたり（顎の下あたり）からやや下方に痛みを訴えるときは，どちらかというと扁桃炎を考えたほうがよさそうです．

　この段階では通常咳はありません．

1 のど（咽頭）の症状が主訴／急性咽頭炎

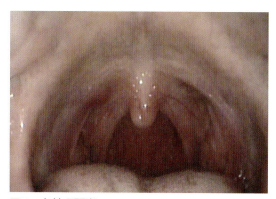

図3　急性咽頭炎
咽頭後壁の発赤がみられる．

所見（図3）

　咽頭粘膜が赤くなっている所見がみられます．ウイルス性咽頭炎によくみられますが，咽頭後壁に赤く丸々と腫れ上がったリンパ濾胞が数多く見られます．扁桃自体の色調は正常（ピンクがかった赤という表現が適当と思われます）で，表面も膿や膿栓など付着していません．咽頭後壁の粘膜が乾燥している所見がみられることもあります．

　耳鼻科の先生であれば，間接喉頭鏡が使えますので，念のため下の方まで診ておいたほうがいいかもしれません．ほとんどの場合，下咽頭後壁の粘膜は発赤などなく正常であり，喉頭蓋の炎症所見もありません．

治療

　細菌性の咽頭炎も10％弱にみられますが，ほとんどがウイルス感染ですので，基本的には抗炎症薬などの対症療法でまず軽快します．

> **column**
>
> ## 抗菌薬の必要な咽頭炎：クラミドフィラ・ニューモニエ感染
>
> 　クラミドフィラ・ニューモニエは，以前クラミジア・ニューモニエと呼ばれていました．小児の非定型肺炎の起炎菌として有名です．この菌による咽頭炎は所見としては非特異的であり，微熱や軽い咳が出る程度で，ウイルス性咽頭炎と見分けがつきません．風邪でのどが痛いと訴える症例の数 %（10 % 以下くらい）にあると思われます．対症療法でなかなか症状が軽快しないようであれば，この菌の感染も疑い，クラリスロマイシンなどマクロライド系抗菌薬の投与を考慮します．多少治療が遅れても健康成人では重症化することはないので，後から投与しても問題ないと思います．
>
> 　　　　　　　　　　　　　　　　　　　　　　　　　　　　（橋口一弘）
>
> ◪ 文献
> 1) 橋口一弘, 松延毅. 成人の急性咽頭炎におけるウイルス・細菌についての検討. 日耳鼻 2003；106：532-39.

column

抗菌薬 を処方するタイミング①
初診当日ではなく後日処方する

　風邪でのどが痛くなっている場合，そのほとんどの原因がウイルスですので，抗菌薬の処方は不要ですが，溶連菌感染の場合には抗菌薬処方が必要です．溶連菌感染かどうかに関しては，迅速キットを活用することにより診断できます（p.128 column「感染症における迅速診断法と POCT」参照）．

　さて，急性咽頭炎，急性上気道炎に対する抗菌薬使用を減らそうという観点から，世界各国でガイドラインが出ています（p.36「咽頭炎のガイドラインいろいろ」参照）．

　2013年のコクランデータベースによりますと，診察したその日に抗菌薬処方（当日処方群），後日に抗菌薬処方（後日処方群），処方しない（処方なし群）という3通りの方法について，臨床的効果，患者満足度，再診率などについてレビューしています．

【臨床的効果】

　来院日当日処方群では93％の患者が抗菌薬を服薬していますが，後日処方群では，最終的に32％の患者さんしか抗菌薬を使用しなかったという結果でした．抗菌薬処方なし群では，一番低く14％が使用していたとのことです．

　それぞれの群での臨床症状の推移は，熱，痛み，だるさという症状でみると，3群間に差はなかったとのことです．当日処方群では咽頭痛の痛みと熱の改善，中耳炎患者のだるさの改善のみに少し有効であった程度ということです．副作用，合併症に関しては，3群間で有意差はみられていません．

【患者満足度・再診率】

　患者満足度では，当日処方群の92％の満足度に対し，後日処方群では87％，処方なし群では83％でした．満足度に関する有意差はなく，再診率も変わりなかったという結果でした．

　急性上気道炎に対する抗菌薬の処方率を減らす方法の一つとして，受診当日ではなく後日に抗菌薬を処方する方法が推奨されています．

（橋口一弘）

■文献
1) Spurling GKP, Del Mar CVB, Dooley R, et al. Delayed antibiotics for respiratory infections (Review). Cochrane Database Syst Rev 2013；4：CD004417.

咽頭炎のガイドラインいろいろ

橋口一弘

　咽頭炎患者さんで，溶連菌感染かどうかを臨床症状から判断する一つの目安として，Centor Score もしくは McIssac Score という有名な診断基準があります．結構有名な基準ですが，念のため表1に示しておきます．溶連菌感染症は年齢が高くなると減ってくるということから，McIssac Score は Centor Score に年齢の要素を加えたものです．スコアにより，その後の診断・治療方針が決められています．

　ところで，欧米には咽頭炎の診断治療に関するガイドラインが複数あります．アメリカには5つ，カナダに1つ，また欧州にはオランダ，ベルギー，イギリス，フィンランドなど国ごとにガイドラインがあり，最近では欧州各国共同のガイドラインも出されています．A群β溶連菌感染症以外の咽頭炎に関しては抗菌薬の使用は必要ないことが共通して記載されています．

　アメリカには複数のガイドラインがあり，溶連菌の迅速検査や培養検査は診断に必須となっていますが，面白いことに Centor Score を診断に利用するように記載してあるガイドラインは1つだけです．また欧州のガイドラインでは Centor Score のみで診断し，溶連菌の簡易検査などは使用しなく

表1　Centor Score と McIssac Score

Centor Score	
咳がないこと	1
前頸部リンパ節の腫脹と圧痛	1
体温＞38℃	1
扁桃の浸出物または腫脹	1

McIssac Score	
咳がないこと	1
前頸部リンパ節の腫脹と圧痛	1
体温＞38℃	1
扁桃の浸出物または腫脹	1
3～14歳	1
15～44歳	0
45歳以上	－1

咽頭炎において溶連菌感染を疑う指標．McIssac Score は Centor Score に年齢の要素を加味したもの．
有名な指標であるが，欧米のガイドラインではこのスコアを使用していないものも多い．

てよいとするものもあり，それぞれの国での考えの違いがあるようです．その国の医療事情なども反映されているのかもしれませんが，なかなか面白いと思いました．

ところで日本にも咽頭・扁桃炎の診断基準(案)として，扁桃炎研究会で耳鼻科医が作成したものがあります(表2，図4)．成人と小児の基準があり，この基準の臨床評価も行われています．臨床的に役立ちますが，なかなか一般に浸透していないようです．一度参考にして咽頭炎・扁桃炎患者を診察してみてください．

◘文献
1) 上田征吾，坂東伸幸，岸部幹ほか．急性咽頭・扁桃炎における重症度スコアを用いた各種抗菌薬の有効性の検討．日本耳鼻感染症誌 2007；25：107-10．
2) 原淵保明．急性咽頭炎・扁桃炎診療ガイドライン(案)―扁桃炎研究会．化学療法の領域 2006；22：116-9．
3) 竹井慎，山中昇，保富宗城ほか．急性咽頭・扁桃炎および急性副鼻腔炎に対するアジスロマイシン単回投与製剤の効果．耳鼻臨床 2015；108：403-14．
4) Chiappini E, Regoli M, Bonsignori F, et al. Analysis of different recommendations from international guidelines for the management of acute pharyngitis in adults and children. Clin Ther 2011；33：48-58．

表2 急性咽頭・扁桃炎のスコアリング・システム

		0点	1点	2点
症状スコア	日常生活の困難度	さほど支障なし	支障はあるが休むほどではない	仕事，学校を休む
	咽頭痛・嚥下痛	違和感または軽度	中等度	摂食困難なほど痛い
	発熱	37.5℃未満	37.5〜38.5℃	38.6℃以上
咽頭・扁桃スコア	咽頭粘膜の発赤腫脹	発赤のみ	中等度	高度に発赤・腫脹
	扁桃の発赤腫脹	発赤のみ	中等度	高度に発赤・腫脹
	扁桃の膿栓	なし	扁桃に散見	扁桃全体

	重症度		
	軽症	中等症	重症
スコアポイント合計	0〜3点	4〜8点	9〜12点

(原淵保明．化学療法の領域 2006；22：116-9より引用)

5) Centor RM, Witherspoon JM, Dalton HP, et al. The diagnosis of strep throat in adults in the emergency room. Med Decis Making 1981；1：239-46.
6) McIsaac WJ, White D, Tannenbaum D, et al. A clinical score to reduce unnecessary antibiotic use in patients with sore throat. CMAJ 1998；158：75-83.
7) Matthys J, de Meyere M, van Driel ML, et al. Differences among international pharyngitis guidelines：Not just academic. Ann Fam Med 2007；5：436-43.

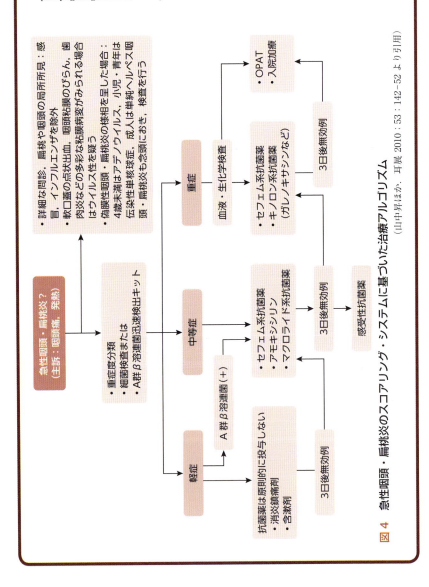

図4 急性咽頭・扁桃炎のスコアリング・システムに基づいた治療アルゴリズム

(山中昇ほか. 耳展 2010；53：142-52 より引用)

急性扁桃炎

どこにあるのか

いうまでもありませんが，咽頭の両側にあるリンパ組織です．その大きさには個人差があります．大きいからといって，悪いということはありません．

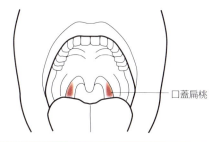

口蓋扁桃

症状

のどの痛みが急性咽頭炎より強くみられます．また嚥下時痛が強いことも扁桃炎の特徴です．発熱もみられますが，診察時には解熱していることを多く経験します．というのも咽頭痛があると，OTC医薬品や鎮痛解熱薬を内服して来院する患者さんがいるためです．

所見（図5）

咽頭にも発赤が見られることがあります．それ以上に扁桃もしくは前口蓋

---

column

扁桃

　扁桃は被膜に覆われた外に向いている唯一のリンパ節ですが，咽頭収縮筋に覆われています．簡単にいうなら，グローブにボールが入っているイメージです．

　扁桃周囲膿瘍は，野球のグローブとボールの間に膿がたまった状態を想像してみてください．扁桃（ボール）が後ろから押し出されてくるのと，グローブの上の方が膨らむのがわかってもらえるでしょうか．

（橋口一弘）

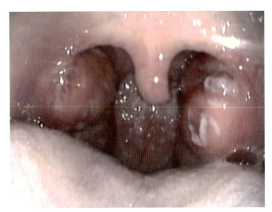

図5　溶連菌感染症の急性扁桃炎

弓粘膜に強い発赤が見られます．扁桃表面に白っぽい浸出物の付着や白苔の付着を見ることもあります．こういった膿性分泌物が扁桃表面に付着しており，発熱もあれば扁桃炎の診断は比較的簡単ですが，発赤のみの場合，急性扁桃炎と診断することが難しいこともあります．よく色調の変化を観察することが大事です．

診断

　急性扁桃炎の原因菌でもっとも重要と考えられているA群β溶連菌の検出頻度は，成人で10％前後，小児で15〜30％前後といわれています．そのほかにはインフルエンザ菌，肺炎球菌などが分離されます．最近は迅速診断キットがあるので，培養結果を待たず溶連菌感染かどうかを判定することができます．

　白苔がべっとり扁桃についている場合，患者さんが若年であれば伝染性単核球症かアデノウイルス感染を疑ったほうがいいかもしれません．アデノウイルスも迅速キットがありますので確定させることもできます．この2つの疾患では，非常にのどが痛くなることや40℃近くの高熱が続くことで，かなり患者さんが不安になっていることが多いように感じます．

治療

やはり第一選択薬はペニシリン系抗菌薬であり，次にセフェム系抗菌薬ということが基本です．これらの薬にアレルギーのある症例に対しては，マクロライド系抗菌薬を選択することになります．

投与期間は，セフェム系抗菌薬5日間のほうがペニシリン系抗菌薬10日間投与よりも除菌率が優れているというメタ解析があります．

---

column

A群β溶連菌感染後の疾患

A群β溶連菌感染後のリウマチ熱の発症は，現在では年間発生数が10例以下であり，非常にまれな疾患となっています．

また最近の報告では，A群β溶連菌感染後糸球体腎炎（poststreptococcal acute glomerulonephritis：PSAGN）の発症率は，小児人口10万人当たり4人となっています．PSAGNの発症は免疫複合体によるので，発症率は抗菌薬の投与に影響を受けません．

（橋口一弘）

■文献
1) 坂田宏．小児科における咽頭炎・扁桃炎：A群溶連菌感染症を中心に　口咽科 2010；23：11-6．
2) 菊田英明．小児科からみたA群β溶血性レンサ球菌による咽頭扁桃炎．日耳鼻 2012；115：1-7．

column

> **抗菌薬を処方するタイミング②**

初診当日ではなく後日処方する

　感冒やのどが痛いといった訴えで来院される多くの患者さんに対する抗菌薬処方が問題になってきています．アメリカでは，最近では外来受診した急性上気道炎患者に対する抗菌薬処方率は減少傾向にあるものの，広域抗菌薬の処方やニューキノロン系の抗菌薬の処方率が上昇してきているといった傾向にあるようです．

　また，かねてから抗菌薬を減らそうと努力してきている欧州では，臨床医に介入することによって気道感染症に対する抗菌薬処方率を減らすことができている国もあったり，一方でまだまだ抗菌薬使用率が高い状況にある国もあることが報告されています．

　p.35 column「抗菌薬を処方するタイミング① 初診当日ではなく後日処方する」でも紹介しましたが，風邪や急性上気道炎の患者さんに対する抗菌薬使用に関して，受診当日に抗菌薬を処方するのではなく後日処方するとか，抗菌薬を処方するもののすぐに内服するのではなく症状悪化の場合に（遅れて後から）内服するという方法をとることが勧められています．こういった方法で，不必要な抗菌薬使用を制限し，耐性菌の出現などが予防できるといわれています．

　さて，風邪や上気道炎患者さんに対して，受診当日に抗菌薬処方した場合と後日投薬した場合，患者さんの満足度はほとんど変わらないことはすでに記載していますが，その満足度を上げる他の要因は，疾患に対する十分な説明と安心を与えることが必要という結果が出されています．風邪などは簡単な疾患ですが，十分に説明することも大事であることがわかります．

〈橋口一弘〉

◆文献
1) Gulliford MC, Dregan A, Moore MV, et al. Continued high rates of antibiotic prescribing to adults with respiratory tract infection：survey of 568 UK general practices. BMJ Open 2014；4：e006245.
2) Donnelly JP, Baddley JW, Wang HE. Antibiotic utilization for acute respiratory tract infections in U.S. emergency departments. Antimicrob Agents Chemother 2014；58：1451-7.

3) der Velden AW, Pijper EJ, Kuyvenhoven MM, et al. Effectiveness of physician-targeted interventions to improve antibiotic use for respiratory tract infections. Br J Gen Pract 2012；62：e801-7.
4) Spinks A, Glasziou PP, Del Mar CB. Antibiotics for sore throat. Cochrane Database Syst Rev 2013；11：CD0000023.
5) Little P, Stuart B, Hobbs FDR, et al. Antibiotic prescription strategies for acute sore throat：a prospective observational cohort study. Lancet Infect Dis 2014；14：213-9.
6) Arrol B, KenealyT, Kerse N. Do delayed prescriptions reduce antibiotic use in respiratory tract infections? A systematic review. Br J Gen Pract 2003；53：871-7.
7) Welschen I, Kuyvenhoven M, Hoes A, et al. Antibiotics for acute respiratory tract symptoms：patients' expectations, GPs' management and patient satisfaction. Fam Pract 2004；21：234-7.
8) Little P, Moore M, Kelly J, et al. Delayed antibiotic prescribing strategies for respiratory tract infections in primary care：pragmatic, factorial, randomized controlled trial. BMJ 2014；348：g1606.
9) Spurling GKP, Del Mar CB, Foxlee R, et al. Delayed antibiotics for respiratory infections（Review）. Cochrane Databese Syst Rev 2013；30：4：CD004417.

　以上の3疾患が，第一線の外来で診る咽頭痛を主訴として来院した患者さんの約70〜80％を占める疾患です．風邪ということで外来に来る患者さんの多くが咽頭炎，特に上咽頭炎だと思いますが，ほとんどの場合放っておいても徐々に軽くなってくることが多いようです．というのも，患者さんのなかには，「のどと鼻で来ました」といって来院する人がいますが，詳しく問診すると，最初はのどが痛かったけれど，今は軽くなってきて，鼻水や鼻づまりが苦しい，少ししてから咳が出てきたという人が多く見受けられます．こういったことからも，風邪の基本形というのは，"のどのいたみ"ではないかと思っています．

　次に紹介する3疾患は，第一線の診療所を受診する頻度は減ると思いますが，比較的よく診る疾患です．外来の治療で何とかしたいものです．

慢性扁桃炎

どんな病気か

　扁桃が慢性炎症状態にあるということですが，風邪の患者さんを診察するうえで知っておいたほうがよいのではないかと思い記載しました．通常，積極的な治療，特に内服加療は必要ありません．
　ところでどうしてこの疾患が風邪と関係するかを説明したいと思います．

症状

　熱はないけれどものどが痛い，またはチクチクする，魚の骨が刺さったみたいな痛みがある，またはのどの違和感が続いている，といった訴えで受診されることが多いと思います．痛みや違和感の場所は，頸部上方，顎下部あたりを指します．また特徴的には左右どちらかに限定して痛みや違和感を訴えます．熱や食事ができないといった症状はみられませんが，風邪症状の後に引き続いて起きることがあり，時に風邪と間違えて来院されることがあります．

所見および診断

　まず，通常の視診では，扁桃や咽頭に異常所見がみられず見逃してしまうことがあります．特に扁桃が埋没型であったり小さめの扁桃であると，

---

column

扁桃膿栓

　よく口腔内を観察すると，扁桃の陰窩に白いカスのようなものがはまり込んでいる人を診察したことがあると思います．それが扁桃膿栓です．通常，強い症状を出すことはありません．一般に膿栓の内容は角質物質とリンパ球であり，時に真菌塊も認められます．

（橋口一弘）

ちょっと見ただけではわかりづらいと思います．しかしよく観察すると扁桃表面のくぼみ(陰窩)に白いカスのようなものがついている(扁桃膿栓)ことがあります．特に上方(上極)の陰窩に膿栓が付着している所見をよく認めます．

この場合，咽頭の所見では軽度の発赤がみられることもありますが，所見としては正常であることがほとんどです．

この疾患では，所見がないこともあり，場合によっては気のせいだといわれ抗不安薬など処方されたり，扁桃に膿栓がついていると急性炎症と間違われて抗菌薬など処方されてしまうことがあります．

治療

扁桃にたまっている膿栓を吸引するか，陰窩を生理食塩水で洗う方法(陰窩洗浄)があります．膿栓がなくなると症状が軽快もしくはなくなります．

特に内服加療は必要ありません．

気を付けたいこと

のどに違和感もしくは軽度の痛み，嚥下時引っかかるといった主訴が多いですが，注意して観察しないと所見がとれないことがあります．そのため咽頭異常感症とか気のせいとかといったことですまされてしまっている患者さんが多く見受けられます．扁桃もよく診てあげてください．

急性扁桃周囲炎

どんな病気か

　急性扁桃炎に続発して起きるやや重症の扁桃炎と考えていいと思います．後述の扁桃周囲膿瘍（p.50）の軽症型といったところです．

　よく教科書には扁桃周囲炎と扁桃周囲膿瘍が同じレベルで記載してありますが，扁桃周囲炎の場合は外来治療で十分治療可能な疾患であると思っています．扁桃被膜の後方で蜂窩織炎を起こした状態で，まだ膿瘍形成にまで至っていない状態と考えられています．

症状

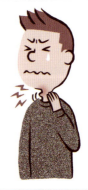

　かなり強い咽頭痛を訴えます．食事するのもつらい，あるいは唾液を飲み込むのもつらいといった訴えがよくみられます．痛みの程度は強いものの，膿瘍形成までには至っていないので，声が出しづらいとか含み声であるといったことはありません．市販の風邪薬や鎮痛薬を内服してきていることも多いことから，熱に関してはさまざまです．

　この時点では呼吸困難は認めません．

診断（図6）

　視診でほぼ診断可能です．通常の扁桃炎と異なり，片側扁桃の発赤が非常に強く，また前・後口蓋弓粘膜の強い発赤と軟口蓋粘膜が（ひどい時には口蓋垂粘膜まで）浮腫状に腫脹している所見がみられます．

　嚥下時痛（特に唾液などを飲み込むときに痛みを感じる）はひどくても開口障害や呼吸困難などの症状がないことが，扁桃周囲膿瘍との違いの目安になるかもしれません．

　耳鼻科医であれば，間接喉頭鏡を使って喉頭蓋の状態だけチェックしておくことが大事です．

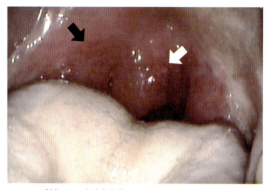

図6　扁桃周囲炎（右側）
口蓋垂の腫脹（白矢印）と右側の前口蓋弓の発赤と前方への突出（軽度）（黒矢印）がみられる．

治療

　ウイルス感染が契機となった扁桃炎に伴い発症したものと考えられます．扁桃周囲膿瘍と異なり，膿瘍形成がないことから膿汁採取→細菌培養といったことができません．扁桃周囲膿瘍に準じた治療ということになりますので，やはり抗菌薬の投与が必要であると思います．

　個人差はあるようですが，食事が可能かどうか，あるいは水分摂取ができるかどうかということで，内服治療にするか，点滴治療にするかを判断することになります．

　咽頭浮腫がひどかったり，喉頭蓋舌面あたりまで粘膜が腫れている所見がみられるときには，ステロイドの全身投与も考慮する必要があります．

気を付けたいこと

　扁桃周囲炎から扁桃周囲膿瘍に移行することが多くみられますが，ステロイドを使用すると一気に痛みが軽快します．その時点でそのほかの内服をやめてしまうと再燃する可能性もありますので，きちんと内服を続行することが大事です．

咽頭口内炎・外傷・熱傷

　耳鼻咽喉科外来で診察していますと，意外にここに挙げた疾患で受診する患者さんが多く見受けられます．

　特に軟口蓋側方や前口蓋弓に口内炎ができた場合，痛みが強く風邪と間違えて来院する患者さんもいます．

　また，熱いものを食べて軟口蓋にやけどをしたけれどもあまり記憶になく，朝起きたらのどがやけに痛くなっていたということで来院されることもあります．

診断

　咽頭をよく観察すれば，口内炎であればアフタが見つかります．風邪と間違って来られる場合は，軟口蓋，前口蓋弓の上方の粘膜に口内炎ができている場合があります．また外傷後でも，口内炎と同じように粘膜が白っぽく変化していることが観察されます．熱傷では口内炎よりかなり広い範囲で粘膜が白く変性していることが観察されます．

　通常，問診と視診だけでほぼ確定診断が可能です．

　これまでの経験から一番患者さんに納得してもらえる方法として，実際に痛みのある場所を見てもらいながら説明するといいかもしれません．最近ではモニターに画像を映し出すことができる施設が多くなっているようですので，それを見てもらいながら説明すると満足してもらえます．

治療

　口内炎は軟膏で対応するのがいいと思います．ただ自分で軟膏を塗布できないような場所（扁桃の上のほうとか軟口蓋粘膜など）では，患者さんと相談して処方するかどうか決めるのがいいでしょう．シール状の治療薬もありますが，口内では無理だと思います．

　熱傷や外傷後の粘膜変化では，症状の程度にもよりますが，通常経過観察でいいと思います．

さて，これから紹介する3＋1つの疾患は，無床の診療所で見ていくにはやや重い疾患で，できればすぐに入院を受け入れてもらえる病院に紹介したほうがいいかもしれません．killer sore throatと呼ばれる疾患です(耳鼻科医はこういった疾患をよく見ているので，こんな呼び方があったとは知りませんでした)が，正確に診断ができ，その症状の程度を把握し，対処法を理解していれば怖い疾患ではないと考えています．ただ状態によっては緊急を要することがありますので，気を付けなければなりません．

扁桃周囲膿瘍

どんな病気か

急性扁桃炎に続発して発生することが多く，扁桃被膜と咽頭収縮筋との間の疎な結合組織の炎症から膿瘍を形成したものです．多くの場合片側性ですが，ごくまれに両側性のこともあるようです(筆者はまだ両側性の扁桃周囲膿瘍は経験したことがありません)．

疫学的には，20〜40歳代の働き盛りの男性に多く，小児にはまれとされています．

症状

とにかくのどが痛い(片側性)という訴えで来院します．膿瘍の程度によって痛みの程度もまちまちですが，食事ができない，固いものがのどを通らないなど，深刻な訴えが多くみられます．

また，口が開きづらい，開かないという症状や，診察時に声を出そうとしないで唾液がたまり嚥下しにくそうにする様子もみられることがあります．

膿瘍が大きくなると声が出しづらくなり，口の中に何かあるような違和感と，含み声になります．耳に痛みがあるという訴えもよく聞きます．

診断(図7)

一度この疾患を診察した先生なら，患者さんの様子(のどが痛いのでしかめっ面のようにしている，唾液の嚥下がつらいのでなるべく唾液を外に出そうとしているなど)や話したときの声を聞くだけで大体この疾患であるのではないかと予想できるでしょう．

視診では，左右どちらかの扁桃が正中に押し出されたようになっており，咽頭側壁上方が丘状に腫脹しています(典型例)．急性扁桃炎とは異なり，扁桃表面にはいわゆる膿は付着していないことが多いです．

膿瘍が大きいと口を開けることもつらくなるため，1横指も開けることができず視診に困るときもあります．

1　のど（咽頭）の症状が主訴／扁桃周囲膿瘍

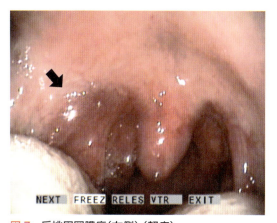

図7　扁桃周囲膿瘍（右側）（軽症）
右側の咽頭側壁がやや腫脹し（矢印），扁桃が側方より押し出されている．

　できれば喉頭まで観察し，喉頭蓋の腫脹の有無を確かめることが必要と思います．扁桃周囲膿瘍の腫脹が下方まで進展すると，喉頭蓋炎や喉頭蓋浮腫など重篤な状況に陥ることもあります．

治療

　膿瘍が確実に診断できれば，膿瘍からの排膿が最も有効な手段です．排膿方法として膿瘍穿刺と膿瘍切開があります．耳鼻科の先生であれば少なくとも一度は排膿することを経験されたことがあると思います．内科の先生，あるいは膿瘍穿刺を経験したことがなく，その場に先生一人しかいないような診療体制であれば，耳鼻科の受診を勧めるか，入院を考えたほうがいいかもしれません．
　抗菌薬投与が基本になりますが，嫌気性菌感染も考慮した抗菌薬選択が必要です．軽症であれば経口のペニシリン系抗菌薬が第一選択薬となります．ただし通常は嚥下困難が強いことから，抗菌薬の点滴や輸液が必要となることがほとんどです．患者さんとの相談にもなりますが，入院治療を目標にしたほうがいいかもしれません．

急性喉頭蓋炎

どんな病気か

　喉頭蓋のウイルスもしくは細菌感染による化膿性炎症ですが，急速に進行するかなり怖い病気です．喉頭蓋が腫脹，さらには下方に進展して声門，披裂部の腫脹もみられてきますが，こういった状態で来院されると大変です．

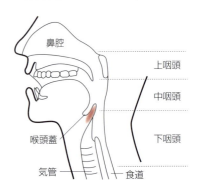

　良くも悪くも一度経験すると決して忘れない疾患です．

　どの程度の発生頻度かということですが，大分大学では26年間（1984年から2011年まで）で135症例，金沢大学では7年間（2003年から2010年まで）で51例，東北大学では6年間（2000年から2006年まで）に71例という報告があります．いずれの施設も入院加療を行った症例ですので，重症例ということになると思いますが，年間発症頻度は10例前後くらいでしょうか．軽症例はもう少し多いと思いますが，ありふれた疾患ではないことがわかります．統計学的には中年以降の男性に多いとされ，喫煙との関連もあるようです．

　発症してから，どれくらいの日数で受診するかという統計では，ほとんどの症例が3日以内ということです．やはりかなり症状がつらいということもあるのか，直接入院施設のある病院に受診される患者さんもいます．一般診療所，内科も受診するようですので，頻度は少ないとはいえ正確な診断が必要です．

　私も病院勤務時代は20例近く経験していますが，幸いなことに重症例は少なく保存的治療で全例軽快しました．治療のところでも述べますが，重症例では緊急気管切開が必要となる疾患であり，入院施設のない診療所では手に負えないため，病院への緊急搬送が必須となります．

症状

重症度にかかわらず，ほとんどの患者さんで咽頭痛と嚥下困難を訴えます．急激に重症化する咽頭痛，特に嚥下時痛が特徴です．重症になるにつれ呼吸困難，声が出づらい，または声が出ないという訴えもみられます．

第一線の診療所を受診する場合は，まだ呼吸困難といったところまでの症状が少なく，とにかくのどが痛い，唾を飲み込むのさえつらくなったということで来院します．

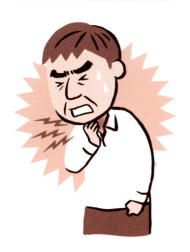

所見（図8）

通常の診察では咽頭所見はほぼ正常にみえます．所見の割にとにかく症状が強いので，奥を観察すると喉頭蓋がぱんぱんに腫れているという所見がみられます．

専門的には，喉頭蓋から喉頭（披裂部）にかけての粘膜腫脹の程度による診断基準がいくつかあります（宇和らの分類，菊地らの分類，杉尾らの分類，Katoriらの分類など）．

診断・治療

確定診断ができれば，すぐに入院できる施設を探すことが一番ではないかと思います．患者さんとしては，のどがいつもよりひどく痛くて外来受診をしただけなのに，急性喉頭蓋炎であると診断され，いきなり入院が必要といわれると，ほとんどが困った顔をされます．特に重症度分類で軽いほうの方は入院といわれると面食らうようです．何とか説得して入院してもらうことが大事です．

したがって，ここでの治療法は，"入院させてもらえる病院を探す"とい

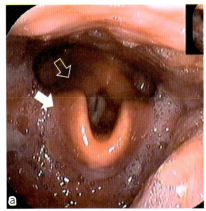
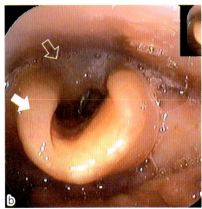
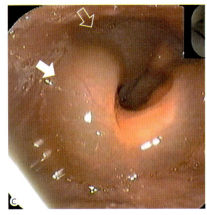

図8　急性喉頭蓋炎

喉頭蓋（白矢印），披裂部（白抜き矢印）．
a：軽症．喉頭蓋と舌根部の軽度の腫脹がみられる．披裂部の腫脹はほとんどない．声帯は観察できる．
b：中等症．喉頭蓋の腫脹がみられる．披裂部の腫脹・浮腫も著明である．
c：重症．喉頭蓋の浮腫が著明であり，舌根も腫脹している．披裂部の腫脹・浮腫も著明で，声帯の観察が困難である．気道確保がすぐに必要な症例である．

（写真はいずれも北里研究所病院 若林健一郎先生より提供）

うのが正解ではないかと思いますが，国家試験や専門医試験では確実に間違いになります．

　私も，病院勤務時代は喉頭蓋炎症例を結構経験しました．全例診断がついた時点で即日入院し点滴加療としていました．幸いにも呼吸困難で緊急気管切開になった症例はなかったものの，入院当日から翌日までの2日間くらいは，患者さんの容態の変化が気になっていたことを覚えています．

咽後膿瘍

どんな病気か

　この病気は，これまで記載してきたものと比べると発生頻度が非常に少なく，場合によっては一生経験しない可能性もあるかと思います．私もこの疾患に関しては，幸いなことに（？）1回も診たことがありませんが，のどの痛みを診る際にはどうしても必要な疾患であるので記載します．

　読んで字のごとくですが，咽頭の後壁に膿瘍を作る病気です．以前は乳幼児から小児に多く発生するといわれていましたが，最近では成人での発症例も多くなってきています．乳幼児の場合，咽頭後壁の後ろに後咽頭リンパ節があり，上気道炎によりリンパ節炎を起こします．この炎症が強くひどくなると咽頭後間隙（後述）に膿瘍を作ります．多くの場合こういった上気道炎が発症原因の1位ですが，最近では，外傷，内視鏡検査後や扁桃手術後など医原性のものもみられます．さまざまな種類の抗菌薬の出現により感染による咽後膿瘍は減少しています．

　もう一つ有名な原因として，結核（頸椎カリエス）があります．

なぜ重大な疾患か

　頸部の解剖を理解することが大事です．頸部には細かく被膜で覆われた間隙が多数存在します．咽頭の後壁にも「咽頭後間隙」という組織間が疎な間隙が存在します．上方は頭蓋底まで，下方は第1胸椎レベルまで拡がっています．この部位に膿瘍ができ，炎症が周囲に波及すると，特に下方に進展すると縦隔炎を併発し生命予後に関係してくることから，早期に発見し治療することが大事です．

症状

　咽頭痛は当然ですが，嚥下困難，場合により強い呼吸困難感がみられます．また頸部痛を訴えることが多いようです．小児では訴えがはっきりしないことがあります．頸部の痛みや腫脹とともに，発熱，急に鼻閉が出現した

り，食事を摂らなくなったということもあります．
　視診では，咽頭後壁が全体あるいは左右どちらかが優勢気味に腫脹している所見がみられれば，ほぼ間違いないと思います．

治療

　切開排膿がまず必要です．咽頭後壁を局所麻酔下に切開することは結構勇気がいります．また排膿時に膿の誤嚥があることで状態の変化も起こりうることがあるので，十分体制を整えてから施行することになります．
　やはり一人体制の診療所では，入院施設のある病院に紹介することを考えたほうがいいと思います．

付録 Lemierre症候群（含む 内頸静脈血栓症）

どんな病気か

扁桃炎や扁桃周囲膿瘍といった咽頭の感染が原因で感染性の内頸静脈内血栓を生じる疾患で，敗血症や転移性感染を起こす病気です．やはり抗菌薬の発達により発生頻度は激減し，1万人あたり1件くらいの発症率ということで，"forgotten disease" とも呼ばれています．起炎菌として *Fusobacterium necrophorum* が最も多いとされていますが，StreptococcusやStaphylococciなども原因菌として検出されることがあります．

最近では，外傷や中心静脈カテーテルの長期留置，悪性腫瘍の転移などが原因になることが多いようです．

この疾患も，炎症後のものは経験したことがありませんが，胃内視鏡後に発生した内頸静脈血栓症を病院勤務時代経験したことがありますので，咽頭炎と関連のある疾患と思い，参考までに記載しました．

症状

頸部の疼痛・腫脹や発熱といった非特異的炎症症状がみられます．炎症性疾患（扁桃炎や扁桃周囲膿瘍）が原因の場合は，原疾患の症状が強くみられることもありますが，既治療により症状が軽快していることもあるようです．

診断・治療

まずこの疾患を知っているかどうかになると思います．咽頭炎や扁桃炎の後，また何か外傷の後から，片側の頸部圧痛・腫脹などの症状があり，いつもと何か違うと感じたらこの疾患を一応頭に浮かべてください．確定診断は，頸部CT，エコー，血液検査，血液培養などです．肺塞栓症という重大な合併症もあることから内科的な検索も重要です．

治療は抗菌薬投与になります．抗血栓療法も含めた保存的療法も症例により考慮することになります．やはり一般の診療所で対応するには少し大変な気がします．入院施設のある病院に紹介受診してもらうことが一番です．

番外咽頭炎

　咽頭に関する疾患ですが，これから先に記載してある咽頭炎は，おそらく風邪とは無関係に来院してくる患者さんについてです．たまに「のどが痛いから風邪だと思いますが，性病の感染も調べてほしい」と来院する患者さんをみかけます．風邪疾患との関連は少ないのですが，一応頭の片隅に入れておいたほうがいいと思われる咽頭疾患です．性感染症（sexually transmitted diseases：STD）を起こす原因病原体が咽頭感染症の原因になってきたというのは時代の流れだと思います．乗り遅れないためにも知っておいて損はしないものを挙げておきます．

　先に記載した疾患群が killer sore throat ということであれば，これらの疾患は silent sore throat ということになるかもしれません．生命予後には関係しませんが，知らないうちに他人に迷惑をかけているかもしれない疾患です．

　これから挙げる疾患は，一般的にオーラルセックスの普及と性風俗店の増加が原因とされています．原因病原体として，*Chlamydia trachomatis*，淋菌，梅毒，単純ヘルペス，HIV が挙げられています．このなかで問題となるのは，最初の2つの菌の咽頭感染です．といいますのもこの2つはほとんど自覚症状がなく，咽頭の所見もほぼ正常だからです．

クラミジア咽頭炎および淋菌咽頭炎

この2つの咽頭炎に関しては,一緒に記載します.

どんな病気か

Chlamydia trachomatis,淋菌による咽頭炎です.いうまでもなく性感染症(sexually transmitted diseases:STD)のなかで患者数が多い原因病原体です.ちなみにSTD患者報告数の第1位がクラミジア感染症であり,第2位が淋菌感染症です.

症状

ほぼ症状がないのが特徴です.時に咽頭痛を訴える淋菌感染症がありますが,基本的にはほとんど症状がなく,あっても違和感くらいです.

こういったことから本人の受診動機がない限り治療する機会がないため,STDの蔓延に寄与しているといわれています.

疫学

疫学的な数字は毎年変わりますし,特に感染症関連ではかなり変化するので,ここで数字を出してもあまり意味がないのかもしれませんが,どの程度の浸淫度かということを認識しておくことが大事だと思います.

①男性の咽頭の感染率

神奈川県川崎市の繁華街にある性感染症クリニックのデータを紹介します.STDの検査を希望した335名の男性患者さんの結果ですが,年齢は18～69歳,平均33.5～37歳,(2005年から2009年までのデータ)です.

咽頭からの陽性率では,淋菌が14～22％,クラミジアが2～3％でした.受診者の特徴として,70％の受診者は風俗店利用歴がありました.

さてもう一つの報告は,地方における若年者や青年層への性感染症教育のためにデータを収集するという目的で秋田県の健康環境センターが医療機関の協力を得て行った疫学調査結果です.一般の医療機関を受診した患者さんを対象としています.対象患者数は120名で20～30歳代がピークです.

淋菌陽性が10.8％，クラミジア陽性が5.8％という結果でした．

②女性の咽頭の感染率

同じく川崎の性感染症クリニックを受診した519名の女性患者さん（17～57歳，平均28～29歳）の咽頭からの陽性率の結果ですが，淋菌が12～14％，クラミジアが6～13％でした．STDの検査を希望して来院した患者さんを対象としていますが，受診者の約90％が風俗店従業者（commercial sex workers：CSW）であったとのことです．

また同じく秋田県の疫学結果ですが，対象とした女性受診者（20～30歳代が中心）の検査結果では，淋菌陽性率は3％，クラミジア陽性率は0％でした．受診動機は，妊婦健診が48例と最も多く，性感染症相談11例となっています．

女性のクラミジアの咽頭感染について，もう少し疫学調査の結果がありますので紹介します．

岐阜県と愛知県のCSW107名と検診目的の一般女性168名を対象とした検査で，CSWでは子宮頸管と咽頭からのクラミジア陽性率は，それぞれ27.1％，13.1％であり，一般女性では，4.8％と1.8％でした．

もう一つ，岡山県の大学病院産婦人科をSTD疑いもしくはSTD検査目的で受診した114名の結果（2004～2007年）ですが，子宮頸管，咽頭，両方ともにクラミジアが陽性であったのは，それぞれ17.5％，7.9％，5.3％という結果でした．この女性患者においてクラミジアの咽頭陽性報告に共通していることとして，若い女性に陽性率が高いことと，咽頭からのクラミジアが陽性である人では泌尿生殖器にも感染している可能性が高いことを示しています．

日本でも有数な歓楽街にあるSTD専門のクリニックのデータと，地方都市の婦人科・泌尿器科を受診した患者さんのデータを紹介しましたが，興味あることに男性の淋菌の咽頭陽性率は，地域にかかわらず同程度であることがわかりました．STDの起炎菌の場合，陽性率の高さを表現するのに浸淫度という表現を使いますが，淋菌の浸淫度は歓楽街の規模にかかわりなくかなり広がっているのではないかと思います．特に地方の結果では，CSWを

性交渉相手とした症例が多いことが指摘されています．

　女性の結果をみますと，CSWの淋菌・クラミジアの咽頭陽性率が高いことがわかります．一方，一般女性では低いものの，地域差はありますが陽性者がいます．特に若い年齢層に多くみられるということで，性行動の多様性が原因の一つであることが指摘されています．これらの病原体の咽頭感染の特徴として，ほとんど症状がないことですので，知らないうちに他人に感染させてしまう危険性が十分あります．ある意味怖い咽頭炎かもしれません．

診断・検査

　まず患者さん自身から，調べてほしいということがない限り，診断が無理です．時に淋菌による咽頭炎では咽頭痛を訴えることがあるようですが，軽度です．

　患者さんがSTDに関して検査してほしいと来られた時に，きちんと検査できるようにしておいたほうがいいのではないかと思います．特にこれまでの報告では年齢が若い層に咽頭からの検出率が高いことから，せっかくの受診機会を逃すことは得策ではないように思います．

　さて検査ですが，培養ができれば一番良いのですが，クラミジアは現在一般の検査室での培養ができません．現在では *Chlamydia trachomatis* と淋菌が一緒に検出できるキットが汎用されており，咽頭検査にも適応されているので，これを使用すれば両者ともに検査可能です．BDプローブテックET CT/GC（日本ベクトン・ディッキンソン・三菱化学メディエンス）とアプティマ™Combo 2　クラミジア/ゴノレア（富士レビオ・SRL）の2つの検査キットが使用可能です（2015年12月現在）．

　検体の採取は，咽頭のスワブよりうがい液のほうが検出率が高いと考えられていますので，できれば検体はうがい液から採取したほうがよいでしょう．

治療

　通常は咽頭から淋菌やクラミジアが出ることはないので，これらの菌が検出されればSTDです．感染経路を聞き出すことが必要ですし，またパート

ナーがわかっているようでしたら,本人だけでなくパートナーの診断・治療も必要です.

性感染症ガイドラインからそれぞれの菌に対する治療法について記載します.

最近,淋菌の薬剤耐性が進んでおり,薬剤選択が困難となってきているようです.薬剤耐性率では,ニューキノロン系,テトラサイクリン系薬剤では80%,第三世代経口セフェム系薬剤では30～50%となっていますので,内服薬での治療は推奨されていません.セフトリアキシン,セフォジシム,スペクチノマイシンの3注射薬が推奨されていますが,咽頭感染にはセフトリアキシン1g静脈注射,単回投与が推奨されています.

咽頭の Chlamydia trachomatis 感染の治療は,性器感染の場合と同じです.マクロライド系もしくニューキノロン系抗菌薬が使用されます.咽頭感染治療では性器感染よりやや長めの治療(10～14日間)が必要であることが示されています.

　アジスロマイシン　　1,000 mg　　単回
　アジスロマイシン　　2,000 mg　　単回
　クラリスロマイシン　 400 mg　　分2　10～14日間
　トスフロキサシン　　 300 mg　　分2　10～14日間

column

咽頭うがい液の採取方法

クラミジアや淋菌感染を疑って,咽頭から検体を採取する場合,うがい液のほうが検出率が高い傾向にあることがわかっています.

検体の採取方法は,生理食塩水 20 mL を口に含ませ,顔を上にあげて10～20秒間うがいをした後に滅菌チューブ(50 mL)に直接吐き出させるという方法が一般的です.

(橋口一弘)

🔶文献
1) 余田敬子,北嶋整,新井寧子ほか.プローブテック®を用いた口腔咽頭からの淋菌・クラミジア検査の検討.口咽科 2006;18:445-51.

咽頭梅毒・扁桃梅毒

どんな病気か

梅毒トレポネーマ(*Treponema pallidum*：Tp)の感染によって起きる感染症です．最近の東京都の調査では，2011年以降患者数が増加しているという結果が出ています．また，全国レベルでも増加傾向が認められています．

症状

皮膚科疾患で勉強したことがあると思いますので，簡単に記載します．ここでは後天性梅毒についての症状になります．

感染後の経過期間により第1期から第4期までに分けられますが，最近ではやはり抗菌薬の治療を早期に行うことから，第3，4期という後期の梅毒は少なくなっています．耳鼻科や一般開業医に受診する患者の多くは第1期または第2期の患者ということになります．

第1期では，感染した部位に初期硬結や硬性下疳といわれる硬い無痛性の腫瘤ができます．口腔関連では，口唇にできることが多いようです．特徴的には所見の割に無痛性ということです．

第2期には，粘膜斑が出現します．口腔内粘膜に白色から灰色の粘膜斑が見られ，特に有名なものとして butterfly appearance と呼ばれている軟口蓋に見られる左右対称の粘膜斑が特徴的です(図9)．ほとんどの患者さんがこの第2期の口腔内粘膜病変に気づいて，のどが痛いので風邪ではないかと思って受診することが多いようです．

診断

前述のように，通常の口唇・口角炎ではない所見や，咽頭粘膜，特に軟口蓋を中心に白色の粘膜斑があり，所見の割には咽頭痛が比較的軽度という，何となく普通と違うなという感覚を覚えたら，この疾患を疑ったほうがいいかもしれません．

診断には，菌体(Tp)を直接検出する方法と血清反応で診断する方法があ

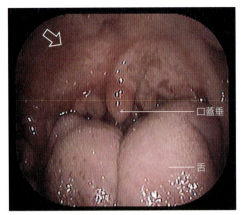

図9　咽頭梅毒の butterfly appearance
矢印は軟口蓋にみられる乳白斑(butterfly appearance).
咽頭痛を訴えて来院した症例.梅毒の血清定量検査で陽性であった.最終的にはHIVも陽性であった.

ります.通常,所見のあるときは第2期以降ですので,血清反応が診断に役立ちます.リン脂質のカルジオリピンを抗原とする方法(STS法：RPRカードテストまたは凝集法)とTpを抗原とする方法(TPHA法またはFTA-ABS法)を行い,確定診断します.通常,STS法とTp法定性検査両方を行います.この検査で陽性が出たら,抗体価測定のため定量検査を行います(通常,検査会社には血清が残っているので,電話をすれば追加で施行してもらえると思います.一応,患者さんの了解が必要と思いますが).抗体価は,治癒判定に必要になります.

治療

性感染症ガイドラインによりますと,バイシリンG投与が基本です.1日120万単位/分3を投与します.

そのほか,アモキシシリンまたはアミノベンジルペニシリン1日1,500 mg/分3内服も有効です.投与期間としては第1期では2〜4週間,第2期では4〜8週間の投与が必要です.ペニシリンアレルギーのある症例ではエリスロシン,ミノマイシンなどを選択します.

カルジオリピンを抗原とするSTS法の抗体価が，臨床効果の判定に有用なので，この検査で経過を追うことが望ましいとされています．通常STS法で抗体価が8倍以下になるまで追跡することが必要です．

気を付けたいこと

　最近では梅毒疾患と診断した場合，バックグラウンドにHIV感染が多いことが指摘されています．問診の重要性はいうまでもありませんが，血液検査では，梅毒だけでなくHIVに関する検査も追加しておくことが必要でしょう．

番外の番外　虚血性心疾患

　虚血性心疾患で，胸痛以外の症状で咽頭痛があるということは，教科書にも載っているので，よく御存じだと思います．幸いにも私自身これまで一度も経験したことがない(ひょっとしたら診察しているが見逃していたかもしれない？)ので，文献などを参考に簡単に記載します．

　咽頭痛を訴えて来院される患者さんで，特に左側顎下部あたり，歯茎あたりに痛みがある場合で，視診所見も全く正常の場合，虚血性心疾患を疑うというものです．

　いろいろな症状があるようで，咽頭が熱い，重苦しい，つかえ感，焼けるような痛みといった不定愁訴に近いような症状での来院があります．ただ頭頸部領域の単独での症状のみでの受診は極めて少なく，何らか随伴する自律神経症状(嘔気・嘔吐・冷汗・不快感など)を伴うことが多いということですので，診断に役立つことが多いということです．

　診察した経験がないことから詳細には記載できないのが残念ですが，咽頭痛に関して，たとえば運動した後に痛くなるなど通常ののどの訴えと何か違うと感じたら，虚血性心疾患のことも思い出してみてください．

1 のど(咽頭)の症状が主訴　漢方を使おう

漢方を使おう

咽頭
痛みの程度，喀痰の性状

石井恵美，米田吉位

咽頭痛

　ぞくぞくする悪寒，咽喉にチクチクとした咽頭痛で冷え性の虚証には麻黄附子細辛湯⑰がよい．保険内にてカプセル製剤も選択できる．また，一般的には咽頭痛のごく初期には甘草湯401を湯に溶かしてうがいしながら内服もよい（約100 mL程度の白湯に溶かし，鎮痛部位の局所に接触するようにゆっくりと口腔内に保持して，うがいしたりするように内服するとさらによい）．甘草湯ではすっきりしなかった場合には桔梗湯⑱が有効であるが，咽頭痛以外に他の症状がはっきりしない際に用いるべきである．炎症が強く化膿，高熱，口渇を認める際には小柴胡湯加桔梗石膏⑩の併用が有効である．桔梗石膏324，石膏末の使用も有効である．
　保険内では対応できないが，銀翹解毒散や駆風解毒湯などは咽頭痛には有効であることが多い．

症例❶

　88歳，男性．10月初旬の寒くなり始めのころ，のどの痛みを訴えて来院．
　「市販の風邪薬は飲みたくない」「イソジンのうがいも嫌い」ということで，甘草湯3 gを100〜200 mLのお湯に溶かし，冷ましてからもう一度かき混ぜ直し，数回に分けてうがいをした後に服用してもらうよう説明．3日後の再診時，「1回のうがいで，すーっと痛みがなくなったのでそれ以来使っていない」とのこと．軽くでものどがチクッとしたときにはすぐ使うことを約束した．

寝起きの喀痰

　喫煙者や咽喉の潤い不足で痰が出そうで出ないことで咳きこむような際には滋陰降火湯⑬はよい．このような際には麦門冬湯㉙の併用も有効である．滋陰降火湯は顔色が浅黒く，皮膚の乾燥傾向があるものに向いている．また，後鼻漏による喀痰には辛夷清肺湯⑭，葛根湯加川芎辛夷②もよい．咽頭痛を伴う際には桔梗湯，桔梗石膏，石膏末もよい．寝る前に服用する場合は麻黄が入っている葛根湯加川芎辛夷を避け，前述の麦門冬湯，辛夷清肺湯のほうが眠りに影響が少なく，柴胡が入っている滋陰降火湯や竹筎温胆湯㉑は，眠りにも良い効果があるため勧めやすい．

口腔内異常感

　歯肉部位の炎症によるものには排膿散及湯⑫はよい．歯茎の違和感には桔梗石膏，石膏末，桔梗湯，甘草湯でうがいもよい．桔梗湯は甘草3g/日，甘草湯は甘草8g/日であり，これらの甘草の多い薬剤を頻回に使用せざるをえない際には，口腔内に10秒程度含ませ，内服せずにうがいだけで使用することも一つの方法である．歯科治療時には麻酔の使用やその後の違和感を訴える人がいるが，排膿散及湯は治療後違和感にも有効である．痛みには立効散⑩がよい．また，口腔内の違和感には，保険内では処方できないが黄柏末や熊笹末によるうがいも有効なことがある．また，桔梗を多く用いると，食欲低下や悪心を起こすことも稀ではあるが起こりうるので，頭の片隅に置いておくとよい．

口渇

　ほてりと冷たいものを欲する際には白虎加人参湯㉞がよい，発熱性疾患の少し経過した状態に適応があり，急性期の頭痛，吐き気，下痢などの表証がある場合には適さない．病態としては小柴胡湯⑨，小柴胡湯加桔梗石膏などと併用が有効なこともある．また，自汗傾向（何もしなくても汗が出てくるタイプ）があり，水分をよく取る口渇には五苓散⑰がよい．口腔内の渇きがあるが，水分を飲みたいような気持でないタイプには，麦門冬湯などで潤すのもよい．

> **症例❷**
>
> 55歳，男性．糖尿病を原疾患に2年前より慢性腎不全による血液透析を週3回行っている．水分制限もあり，いつも口が渇き，冷たい氷水を飲んでしまう．水分摂取が多いと体重が増えすぎてしまい困るために漢方相談．「粉薬はさらに水分摂取が増えてしまうため，ほかの方法はありませんか？」と聞かれ，「ちょうどよいのがあります」と白虎加人参湯 12錠3× 毎食前開始．2週間後の外来で，「体が熱く感じると同時に口が渇いていたが，熱が少しとれた感じ」．その後約2か月内服継続し，「氷水をたくさん飲みたいという衝動がだいぶ減り，体重のコントロールが楽になった」とのこと．

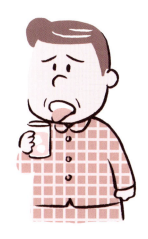

口唇乾燥

月経不順や冷え性などを認める際には温経湯⑯はよい．麦門冬を含む麦門冬湯や味麦益気湯や清暑益気湯⑯なども有効なことがある．口唇部位は消化器症状の調整を図ることも重要である．唇が乾燥しやすい，割れやすい，口角炎を繰り返すような症状があるときは，食事摂取量を減らすとともに（間食は特にダメ），小建中湯⑲を服用すると良くなることがある．

舌の痛み

舌の痛み，歯痛，口内炎，口角びらん，口臭などにのぼせがあり，腹痛がある際には黄連湯⑳がよい．黄連を含むものは舌尖部の痛みに有効である．舌辺縁部位の痛みの際には炎症を伴う際には桔梗石膏，歯痕がくっきりついて下痢などの傾向があれば五苓散⑰もよいことがある．ここでは，黄連湯と黄連解毒湯⑮の使い分けが重要である．黄連湯は黄連が多く，桂枝が黄

芩に変えて入っている違いと山梔子は入っていないことより，脾胃の調和，止瀉，止痛へ有効であり，反復する口内炎，みぞおちと臍の中間あたりに腹痛を訴える際にはより有効である．また，口内炎や舌炎には加減涼隔散が有効であるが，保険内では処方できないため，顔面紅潮，目の充血，熱感が旺盛で，不眠でのぼせを認める際には黄連解毒湯は有効である．保険内では錠剤やカプセル製剤もあり，適宜選択するとよい．さらに便秘があれば三黄瀉心湯⑬は有効であり，便秘の程度で加減が必要である．

舌の違和感

　舌がぽてっとしていて，湿っぽく，歯痕がつきやすい際の違和感であれば，五苓散，茯苓飲㊹も有効である．五苓散は吐いてすっきりする．酸っぱいものが上部にあがってくる，みぞおちを押すとゲップがでる，朝飲んだものを昼や夕に吐く傾向を認める際には茯苓飲がよい．腹部膨満感や咽喉の違和感に，不安感を認める際には茯苓飲合半夏厚朴湯⑯が有効である．また，舌下静脈怒張を認める際には桂枝茯苓丸㉕なども有効である．最近は水分摂取が多すぎる傾向もしばしば認めることより，一日の水分摂取量と汗の有無，尿の量など水分バランスをチェックすることも重要である．

2 鼻の症状が主訴

川島佳代子

　ここからは，風邪といえば定番と思われる鼻に関する症状で来院された患者さんについてみていきたいと思います．

　風邪のときの鼻症状として，鼻水・鼻閉はよくみられる症状ですが，逆に鼻水・鼻閉などの症状があっても，すぐに風邪と診断できるとは限りません．特に風邪とアレルギー性鼻炎，急性副鼻腔炎などは症状だけでは判別がつかないことが多いようです．そのときに参考になるのは鼻汁の性状，症状が出現してからの時間です．患者さんが実際にこちらの聞きたいことを訴えてくれる場合もあります．

　具体的には
「透明な鼻汁がたくさん出ます」
「最初は透明な鼻水だったのが，最近濃いものに変わりました」
「くしゃみがよく出ます」
「数日前から鼻水が増えてきましたが，鼻がつまっているのはひと月以上も前からです」
　などの訴えから，ヒントが得られることがあります．

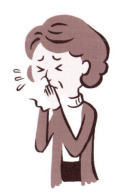

　こういった症状で疑われる疾患，また聞き出すポイントなどを解説します．

急性鼻炎

どんな病気か

文字通り鼻粘膜に起こる急性の炎症を指します．急性鼻炎は風邪症候群の鼻症状として起こることが多いようです．鼻から侵入したウイルスが鼻粘膜に炎症を起こし発症します．

column

コロナウイルス

　鼻風邪の原因となるウイルスの代表的なウイルスで，5歳ごろまでにほとんどの人が感染することが知られています．症状としては軽度で，上気道感染と下気道感染を起こすウイルスの型がそれぞれ2種類ずつ知られています．

　2002年と2003年に流行したSARS（重症急性呼吸器症候群）と2012年と2015年に流行したMERS（中東急性呼吸器症候群）の原因ウイルスがコロナウイルスであることがわかり，一躍有名になりました．この2つのコロナウイルスは，鼻風邪のウイルスとはかなり特徴が違うことがわかってきています．

　一般的に冬季から春季にかけて，コロナウイルスによる鼻風邪が流行します．鼻粘膜上皮で増殖し，至適温度は33〜34℃といわれています．消毒薬に対する抵抗性は強くないので，通常の消毒薬の効果が期待できます．

　コロナウイルスはその形状の通りスパイクを出していますが，そのスパイクタンパクに対する抗体産生があることで，小児期を過ぎればこのウイルスによる発生率が下がります．

（橋口一弘）

◼︎文献
1) 松山州徳．中東呼吸器症候群（MERS）コロナウイルス感染症．モダンメディア 2014；60：137-42．
2) Monto AS. Medical reviews：Coronaviruses. Yale J Bio Med 1974；47：234-51.
3) Williams JV. The clinical presentation and outcomes of children infected with newly identified respiratory tract viruses. Infect Dis Clin North Am 2005；19：569-84.

症状

　鼻汁，鼻閉，くしゃみなどが起こります．この症状はウイルス感染による急性症状ですが，一方では生体防御反応としてウイルス排泄を促します．通常炎症は鼻腔だけにとどまらず，副鼻腔まで波及することが多くみられ，鼻・副鼻腔炎となります．風邪の症状としてはのどの症状に引き続いて起きたり，全身症状などと一緒に起こることがあります．

　鼻汁は当初透明で水様性ですが，次第に粘性あるいは膿性となります．鼻閉はウイルスの侵入によりロイコトリエンなどの化学伝達物質が放出されたり，血管拡張によって起こります．当初の水様性鼻汁，鼻閉，くしゃみの症状ではアレルギー性鼻炎症状と鑑別しにくいことがあります．

所見

　耳鼻咽喉科では鼻鏡を用いて鼻内を観察することができます．鼻粘膜は発赤していることが多く，下鼻甲介粘膜は腫脹していて，鼻腔の通気性が損なわれています．時間的な推移もありますが，鼻汁は水様性，膿性，粘性などの性状も観察することができますし，実際吸引などすることにより性状を確かめることもできます．鼻鏡で確認できない場合は，患者さんに鼻をかんでもらい，鼻汁の状態を確認してみるのも一つの方法です．

　また多くは咽頭炎を合併しているので，咽頭粘膜の軽度の発赤を認めることもあります．

治療

　治療の基本は風邪そのものへの対処でもある安静と室内の加温・加湿です．加温・加湿だけでも，鼻閉，鼻汁は軽快します．

　薬物療法は症状の緩和に対症的に用います．最も用いられるのは抗ヒスタミン薬で，鼻汁，鼻閉の緩和に用いられます．抗ヒスタミン薬で気をつけたいのは小児に対しての鎮静性で，アメリカでは2歳未満の小児には使用しないようにと勧告が出ています．また日本で一般的に販売されている総合感冒薬に含まれているのは第一世代の抗ヒスタミン薬です．第一世代の抗ヒスタ

ミン薬は中枢神経抑制作用による眠気があったり，前立腺肥大や緑内障の患者さんには使えません．しかし現在，第二世代の抗ヒスタミン薬は風邪に対する適応がありません．

> **column**
>
> ## 鼻粘膜の生理作用について
>
> すでによく知られていることと思いますが，鼻粘膜の生理作用として，外気の加温・加湿，さらに防塵という3つがあります．これは吸気で入った空気を肺に送る際に，気管・気管支・肺にダメージを与えずに呼吸できるようにしています．
>
> 加温という作用では，外気温（吸気の温度）が22～25℃であると，気管に達するころには37℃前後まで温度が上がります．鼻粘膜にある静脈洞の血液が吸気温の上下に関与していると考えられています．
>
> 加湿という作用では，外気が35％くらいであっても，下気道に達するころには95～99％にまで加湿されることが知られています．1日に鼻腔から分泌される水分量は約1Lで，鼻腔内で加湿に使う水分は約700 mLといわれています．すなわち鼻で空気を吸うときには鼻粘膜から分泌される水分を利用します．逆に呼気では，かなり湿度の高い空気が鼻を通過しますが，徐々に冷やされてくることで呼気中の水蒸気が鼻粘膜に付着し，この付着した水を次の吸気の際に加湿に使います．
>
> 3つ目の生理作用の防塵ですが，最も大きなゴミは鼻前庭にある鼻毛でトラップされます．鼻毛を切りすぎると大きなゴミが鼻の中に入ってきて，鼻粘膜を傷める結果になりますので切りすぎないことが大事です．さらに12.5μmまでの粒子は，鼻の穴の向き（やや下向いている）や気流の方向から鼻粘膜の上皮を被う粘液層に吸着されます．これらは鼻粘膜の繊毛機能により後方に流れていきます．この流れは平均6 mm/分です．この繊毛運動は外から入ってくる異物，細菌などを捕捉・処分する非特異的防御機能ということになります．低温・低湿度の吸気，大量のほこり，たばこなどによりこの繊毛機能が障害されますし，ウイルス感染によっても障害されます．この機能があることで，汚染された吸気でもきれいな状態にして下気道に送っています．

こういった点からみても，鼻の存在は非常に大事であり，鼻呼吸を維持することが重要であることがわかります．

（橋口一弘）

◆文献
1) Van Cauwenberge P, Sys L, De Belder T, et al. Anatomy and physiology of the nose and the paranasal sinuses. Immunol Allergy Clin North Am 2004；24：1-17.
2) 花澤豊行．鼻腔の構造・機能と鼻過敏症状．今野昭義編．アレルギー性鼻炎．改訂第2版．大阪：最新医学社；2011．p.34-42．

column

風邪の鼻汁に対する処方：抗ヒスタミン薬の効果について

　風邪で鼻汁がひどいときに，抗ヒスタミン薬を処方することが多いと思います．近年の抗ヒスタミン薬の研究から，抗ヒスタミン薬を処方する際は，アレルギー性鼻炎の治療を含め第二世代抗ヒスタミン薬を選択することが望ましいとされてきています．その大きな理由として，第一世代抗ヒスタミン薬と比較して第二世代のもののほうが薬剤の中枢移行率が少なく眠くならないこと，抗コリン作用がほとんどなく前立腺肥大の方や緑内障があっても使うことができること，また小児の痙攣誘発の副作用が少ないことなどが挙げられています．

　ところで，ライノウイルスが風邪を引き起こすウイルスのなかで頻度が高く，その名の通り鼻粘膜に感染を起こして症状を出してきます．このウイルスの感染の特徴として，宿主細胞を直接破壊することなく宿主の免疫反応によって産生されるサイトカインやケモカインにより症状発現があるとされています．肥満細胞が関係する炎症反応による症状ではないことから，ヒスタミンの関与は否定的であり，鼻汁抑制に対する抗ヒスタミン薬の効果は悪いと考えられます．しかし，第一世代の抗ヒスタミン薬には前述のように，抗コリン作用があることで鼻汁分泌抑制効果が逆に高くなり，患者さんには喜ばれる可能性があります．

　筆者も，さまざまな状況で基本的に第二世代抗ヒスタミン薬を使用しますが，風邪の患者さんで水様性鼻汁がひどい患者さんに限っては，第一世代抗ヒスタミン薬を頓用で使用することがほとんどです．

（橋口一弘）

鼻閉が強いときは血管収縮薬の点鼻薬を処方することがあります．効果は一時的であり，頻回，長期の連用は薬剤性の鼻炎を起こすことがあります．漢方薬は水様性鼻汁に対して小青竜湯などが効果があります（p.102「漢方を使おう　鼻」参照）．

抗菌薬投与の判断

この時点では，基本的には必要がないと考えていいと思います．副鼻腔に炎症が波及している状態でなければ，対症療法だけで十分と考えます．膿性鼻汁が続くなど細菌性の炎症を疑う場合などに使用を考えますが，ウイルス感染だけでも色のついた鼻汁が出るので，使用は限定するべきだと思います．

---

column

鼻閉の治し方

　風邪をひくと鼻づまりがひどくなることがあります．

　鼻がつまっているほうの反対側の腋下（脇の下）にペットボトルを挟んで圧力をかけていると，早ければ1，2分くらいで鼻が通ってきます．これは以前から「皮膚圧迫反射」と呼ばれていたもので，交感神経を介した神経反射の結果みられる現象です．

　普段でも，横を向いて寝ているときに上になったほうの鼻がすーっと通ってくることを経験したことがあると思います．これも同じ現象で，横を向いて寝ていることで体重が脇の下にかかり，知らない間に圧迫している結果です．

（橋口一弘）

◼文献
1) 高木健太郎. 圧反射. 熱帯医学会報 1961：2：5-7.

> 気を付けたいこと

　風邪をひいた後，においがしにくくなる場合があります．風邪による嗅覚障害は，鼻粘膜肥厚によりにおい分子が嗅神経に到達しにくくなる場合と，風邪のウイルスにより嗅粘膜が障害される場合があります．後者の場合，風邪をひいただけで，においが戻らないこともあり，注意する必要があります．風邪の後，嗅覚障害を訴える場合は早めに耳鼻科で検査することをおすすめします．

column

鼻風邪は鼻汁が黄色くなったら治るのか

　風邪をひいた人から，「鼻汁が黄色くなったからもう治ると思うんですが」ということを聞いたことはありませんか？

　風邪はウイルスによって起きますが，ウイルス性の鼻炎あるいは副鼻腔までウイルス感染が起きると，当初は水性鼻汁がみられますが，3，4日くらいすると粘性から場合により黄色い鼻汁や膿性鼻汁に変わってきます．それから数日もするとだんだん逆の変化がみられ，そのうちに治ってしまうという経過をたどります．ウイルス感染でも鼻汁がやや黄色くなったり，痰が黄色くなったりすることがありますのでこれだけでは細菌感染とはいえません．

　したがって，"風邪の後，鼻水が粘っこくなってきたからもう治る"というのはやはり正しいものではないかと思います．

　（当然，細菌感染による膿性鼻汁であれば，治らないこともありますので，この鑑別が必要になってきます．）

（橋口一弘）

🔴文献
1) Rosenfeld RM, Piccirillo JF, Chandrasekhar SS, et al. Clinical practice guideline (update)：adult sinusitis. Otolaryngol Head Neck Surg 2015；152：S1–S39.

> **column**

nasal cycle について

　鼻の通りは，左右の鼻が常に通っているわけではなく，周期的に通気の良い状態と悪い状態が入れ替わっています．この現象を"nasal cycle"と呼んでいます．これは鼻粘膜に存在する静脈洞への血流の量により鼻粘膜の腫脹の程度が変わり，鼻腔抵抗が変化するために生じます．この変化は視床下部での神経を介した制御を受けていると考えられています．かつては80％くらいの人にみられるといわれていましたが，欧米での研究から今では典型的なサイクルは40％くらいの人にみられると下方修正されています．

　この"nasal cycle"の目的はいまだ不明ですが，鼻の換気機能の修復，粘液層の維持により下気道感染の軽減化，炎症反応による鼻粘膜腫脹の軽減などが考えられています．

（橋口一弘）

◆文献
1) Eccles RB. The nasal cycle in respiratory defence. Acta Otorhinolaryngol Belg 2000；54：281-6.
2) Hanif J, Jawad SS, Eccles R. The nasal cycle in health and disease. Clin Otolaryngol Allied Sci 2000；25：461-7.

急性副鼻腔炎，急性鼻・副鼻腔炎

どんな病気か

「急性に発症し，発症から4週間以内の鼻・副鼻腔の感染症で鼻閉，鼻漏，後鼻漏，咳嗽といった呼吸器症状を呈し，頭痛，頬部痛，顔面圧迫感などを伴う疾患」と定義されています．ほとんどの場合，急性鼻炎，いわゆる風邪に引き続いて起こることが多く，鼻内にも炎症があることから，最近では，鼻・副鼻腔炎という用語が世界的に使われています．

この疾患のほとんどがウイルス性急性上気道感染後に発症し，対症療法だけで治癒していきますが，2～10％くらいに細菌性のものがあるといわれています．ほとんどがウイルス性ですが，細菌性のものとの鑑別が重要です．

細菌性鼻・副鼻腔炎の起炎菌で多いのはインフルエンザ菌，肺炎球菌で，モラクセラ・カタラーリス（*Moraxella catarrhalis*）やブドウ球菌もみられます．肺炎球菌やインフルエンザ菌は耐性菌が増加し，難治化・重症化を起こすことがあります．重症の場合はまれに，眼窩内合併症や髄膜炎を起こすこともあります．

診断

問診が重要です．細菌感染を疑う内容として，「いきなり汚い鼻汁が出てきて，鼻もつまるし頭も重い．市販の薬をだいぶ飲んだけどよくなりません」「最初は透明な鼻水だったのが，一回よくなったと思ったら急に濃いくさいにおいがある粘っこいものに変わりました」などの訴えがあれば，急性鼻・副鼻腔炎を考え，診断を行います．

耳鼻咽喉科の先生以外の診療科の先生がこの疾患を診断する場合は，とにかく症状だけになります．欧米では，患者さんは一般臨床医を受診しますので，ガイドラインにも臨床症状だけからみた診断基準が記載されています（p.81「急性副鼻腔炎のガイドライン」図1参照）．

急性副鼻腔炎のガイドライン

橋口一弘

副鼻腔炎に関するガイドライン(GL)は，アメリカ，カナダだけでも8つくらいあり，ヨーロッパにもそれぞれの国が出しているガイドライン以外にもヨーロッパアレルギー学会(The European Academy of Allergy and Clinical Immunology：EAACI)が出しているGLもあります．当然日本にも耳鼻咽喉科医が関与しているGLがありますが，急性副鼻腔炎(ARS)の診断基準はどれもほぼ同じであることがわかります．

1．IDSAのガイドライン

本疾患の最も多い原因がウイルス感染です．米国感染症学会(Infectious Diseases Society of America：IDSA)のGLによると，細菌が原因のARSはARS全体の約2～10％であるとしています．この細菌性かそうでないかという鑑別診断が大事です．というのも抗菌薬を使用するか，対症療法だけで経過をみていくかを判断することが臨床では必要になってくるからです．

さて少しガイドラインの内容を見てみます．

IDSAのGLではARSの症状として，膿性鼻汁(前・後鼻漏)，鼻閉，顔面痛/圧迫感，顔面重い感じ，嗅覚低下/消失，発熱の主要症状と，頭痛，耳痛/耳閉感，口臭，歯痛，咳，倦怠感の副症状を挙げており，2つの主要症状または1つの主症状と2つ以上の副症状があればARSと診断可能としています．

そのなかで細菌性副鼻腔炎(ABRS)を診断する根拠(診断基準)として，ARSの症状を訴える人のなかで，

①症状が10日以上持続し，軽快しない
②3～4日以上重症症状がみられる
③一時軽快後再度増悪がみられる

ということであればABRSと診断してよいということです．

2．AAO-HNSのガイドライン

同様にアメリカ耳鼻咽喉科学会(American Academy of Otolaryngology-Head and Neck Surgery：AAO-HNS)のGLによれば，ARSは4週間以内の膿性鼻汁(前鼻孔から/後鼻漏)に加えて鼻閉または顔面痛/圧迫感/つ

まった感じ，あるいはこの両方の症状を伴うことで診断するとしています．このARSの症状が10日以内であり，さらに増悪してこなければウイルス性と診断し抗菌薬投与は避けます．

また，
①症状が急性上気道炎罹患してから10日以上続く
②症状が一時的に軽快したが，その症状が10日以内に増悪した（double sickening）場合

を細菌性と診断し，抗菌薬投与を検討するということになります．
同じアメリカのGLでも，ほんの少し差があるようです．

3. EAACIのガイドライン

一方，EAACIのGLは，アメリカのGLと多少趣が異なるようです．

ARSの症状として，①鼻閉，②鼻汁，③後鼻漏（膿性であってもよい），④顔面痛/圧迫感，⑤頭痛，⑥嗅覚低下/消失，を挙げており，2ないし3つ症状があればARSと診断できるとしています．

風邪もしくはウイルス性の副鼻腔炎は，症状の期間が10日以内としており，また，ウイルス以外のARSとして，

- 5日目以降症状が増悪する
- または10日目以降症状が持続してみられること（12週間以内まで）

としています．

EAACIによる，一般臨床医向けのARSの治療アルゴリズムを図1に示します．

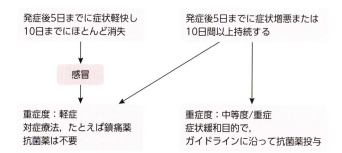

図1 一般臨床医に向けた成人の急性副鼻腔炎の治療アルゴリズム（ヨーロッパアレルギー学会ガイドライン）

(Fokkens W, et al. Allergy 2005；60：583-601[3]より引用改変)

一般的にはウイルス性副鼻腔炎は発症から10日前後で軽快傾向を示すということでいいようです．細菌性になると10日以上症状が続き，どんどん悪くなっていくということです．

　鼻汁が黄色くなった，眼の周りが痛くなった，鼻がつまってどうしようもない，歯が痛い，頬が痛い，といった症状のある明らかに副鼻腔炎の患者さんでは，すぐに抗菌薬を出したくなりますが，発症してからの10日間前後くらいまでであれば，対症療法薬の内服で経過をみてもらうか，少しでも通院してもらい(耳鼻科であれば)鼻処置などしながら対応していくということがベストのようです．

◆文献
1) Chow AW, Benninger MS, Brook I, et al. IDSA Clinical practice guideline for acute bacterial rhinosinusitis in children and adults. Clin Infect Dis 2012；54：e72-112.
2) Rosenfeld RM, Piccirillo JF, Chandrasekhar SS, et al. Clinical practice guideline (Update)：adult sinusitis. Otolaryngol Head Neck Surg 2015；152：S1-S39.
3) Fokkens W, Lund V, Bachert C, et al. EAACI position paper on rhinosinusitis and nasal polyps executive summary. Allergy 2005；60：583-601.

ここから先は，どちらかというと耳鼻咽喉科の先生に向けた記載となります．

一般に問診と鼻内所見で診断することを勧めており，特に内視鏡による鼻内観察が大事です．鼻内の所見では，黄色の鼻汁，粘膜の腫脹がみられます．頭痛，頬部痛を伴う症例では，顔面を叩打すると痛みを訴えます．

起炎菌の同定のため，中鼻道から鼻汁を採取し細菌検査に提出します．(本来は上顎洞内の貯留物を直接吸引し検査するのが最も良いのですが，耳鼻科医でさえ最近は副鼻腔穿刺を積極的にやらなくなってきています．）ただ耳鼻科の先生でなければ中鼻道といってもピンとこないと思いますし，ここで大事なこととして鼻腔内細菌とコンタミネーションをしないように気をつけないといけないということです．小児では鼻の中自体が狭いので，培養検査は非常に困難になります．さらに詳細な部分はファイバースコープでの観察が重要で，後鼻腔への膿汁の流出などを確認します．

副鼻腔の評価は画像検査が有用で，副鼻腔単純X線（Caldwell法，Waters法）でも診断はできますが，より詳細に評価するためには副鼻腔CT（図2）が有用です．CTではair-fluid level，粘膜肥厚，歯性による副鼻腔炎の可能性はないか，眼窩や頭蓋底への進展がないか，鼻中隔弯曲による中鼻道閉

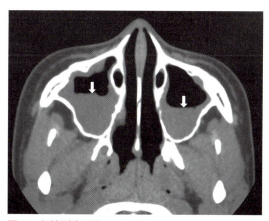

図2 **急性副鼻腔炎のCT所見**
両側上顎洞にair-fluid levelがみられる．

塞がないかなどを観察します．ただこういった画像診断ではウイルス性のものか細菌性によるものかといった確定診断ができないことを理解しておくことも必要です．被曝の問題もあり，小児の施行は慎重に検討する必要があります．

治療

　日本の急性鼻副鼻腔炎診療ガイドラインに，症状・所見のスコアリングと重症度分類が記されています(表1)．これにしたがって重症度判定を行い，小児，成人に分けて治療を進めます．それぞれのアルゴリズムを示します(図3，4)．

　成人，小児とも軽症の場合は最初の5日間は抗菌薬の非投与が原則です．鼻内の膿汁吸引，中鼻道の開大処置など局所処置を行います．

　症状の改善がない場合は，抗菌薬の使用を考慮しますが，第一選択薬はペニシリン系です．治療経過によりペニシリン系抗菌薬やセフェム系抗菌薬を常用量から高用量に変更していきます．

　中等症・重症の症例では，最初から抗菌薬投与を行いますが，やはりペニシリン系が第一選択薬となります．

気を付けたいこと

　小児の場合は症状を訴えることが少なく，不機嫌や咳嗽で発見されることがあります．軽症と判定しても重症化することもあり，しっかり経過観察すること，迅速検査などを利用して抗菌薬の選択を行うことが必要です．

表1 急性鼻副鼻腔炎のスコアリングと重症度分類

成人のスコアリングと重症度分類

	症状・所見	なし	軽度/少量	中等以上
臨床症状	鼻漏	0	1（時々鼻をかむ）	2（頻繁に鼻をかむ）
	顔面痛・前頭部痛	0	1（がまんできる）	2（鎮痛薬が必要）
鼻腔所見	鼻汁・後鼻漏	0（漿液性）	2（粘膿性少量）	4（中等量以上）

軽症：1～3　　中等症：4～6　　重症：7～8

小児のスコアリングと重症度分類

	症状・所見	なし	軽度/少量	中等以上
臨床症状	鼻漏	0	1（時々鼻をかむ）	2（頻繁に鼻をかむ）
	不機嫌・湿性咳嗽	0	1（咳がある）	2（睡眠が妨げられる）
鼻腔所見	鼻汁・後鼻漏	0（漿液性）	2（粘膿性少量）	4（中等量以上）

軽症：1～3　　中等症：4～6　　重症：7～8

（日本鼻科学会．急性鼻副鼻腔炎診療ガイドライン 2010 年版．日鼻誌 2010；49：143-247 より）

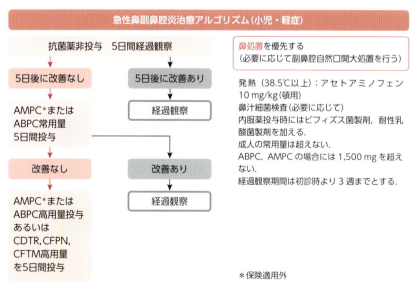

図3　治療アルゴリズム（小児）

（日本鼻科学会．急性鼻副鼻腔炎診療ガイドライン 2010 年版．日鼻誌 2010；49：143-247 より）

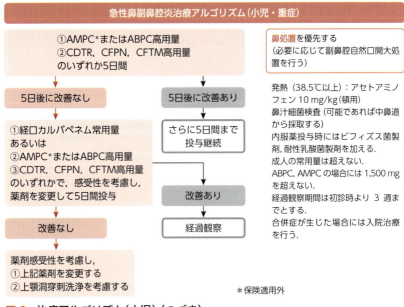

図3 治療アルゴリズム（小児）〈つづき〉

（日本鼻科学会．急性鼻副鼻腔炎診療ガイドライン 2010 年版．日鼻誌 2010；49：143-247 より）

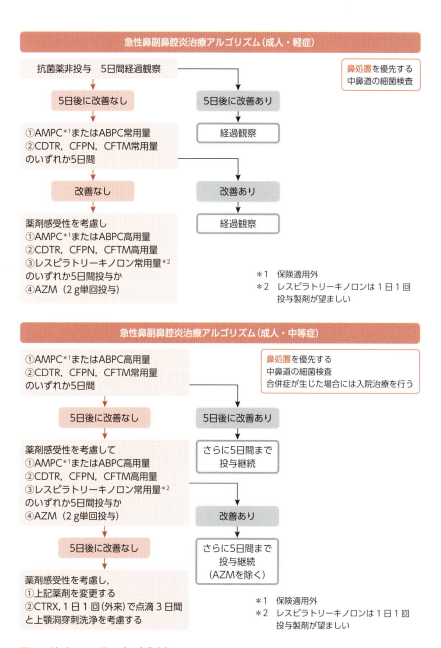

図4 治療アルゴリズム(成人)

(日本鼻科学会. 急性鼻副鼻腔炎診療ガイドライン 2010 年版. 日鼻誌 2010；49：143-247 より)

第2章 その"風邪"の正体は？

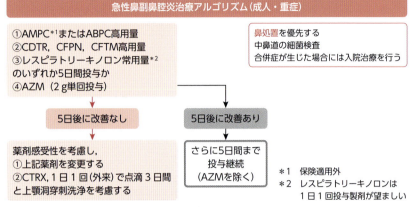

図4 治療アルゴリズム（成人）〈つづき〉
（日本鼻科学会．急性鼻副鼻腔炎診療ガイドライン2010年版．日鼻誌2010；49：143-247より）

column

ラピラン®肺炎球菌HS（中耳・副鼻腔炎）

　細菌性の中耳炎や副鼻腔炎と診断したときに，次に治療を開始することになりますが，抗菌薬を選択するにあたり，やはりある程度起炎菌がわかっていると当然やりやすくなります．

　最近，感染症に関して，外来で簡単に検査できる迅速検査キットが多数出てきています．肺炎球菌迅速検査キット（ラピラン®肺炎球菌HS）もその一つで，保険適用となっています．ただし，検体は中耳貯留液，耳漏，上咽頭鼻汁中からになります．これらの部位からの検体においての陽性または陰性一致率が良好であることから，一般診療に有用ではないかと考えられています．

　肺炎球菌は耐性化菌が増加し，重症になる可能性も高いことから，肺炎球菌の存在を確かめることは有用です．

使用する症例

　さてどんなときに使用をするのがいいかということですが，中耳炎や副鼻腔炎のガイドラインによれば，
　　小児例では，
- 軽症で経過観察後に改善がみられず，AMPCを3日間投与し，さらに改

善が認められない症例の抗菌薬選択,
- 中等症で初回治療後に改善がみられない症例の抗菌薬選択,
- 重症例では初診時あるいは初回治療後に改善がみられない症例の抗菌薬選択

ということになります.

成人例(急性副鼻腔炎)では,
- 軽症例は経過観察後に改善がみられない症例の抗菌薬選択,
- 中等症で初診時あるいは初回治療後に改善がみられない症例の抗菌薬選択,
- 重症例では初診時あるいは初回治療後に改善がみられない症例の抗菌薬選択

に使います.

結果解釈の注意点

さて,培養検査でないことから,迅速検査キットの結果解釈には多少注意することがあります.

①菌だけでなく死菌もとらえている可能性がある,
②菌量不足の場合は陰性になる,
③常在菌である Streptococcus mitis と交叉反応がある

ことなどです.

この迅速検査キットをうまく使うことによって,抗菌薬の選択や用量増加などの判断がうまくできると思います.

(川島佳代子)

■文献
1) 日本鼻科学会.急性鼻副鼻腔炎診療ガイドライン 2010 年版.日鼻誌 2010；49：143-247.

アレルギー性鼻炎

どんな病気か

文字通りアレルギーによって起こる鼻炎です．「鼻粘膜のⅠ型アレルギー性疾患で，反復性のくしゃみ，水様性鼻漏，鼻閉を3主徴とする」と定義されています．

「透明な鼻汁がでます」「くしゃみがよく出ます」などの症状だけでは，風邪や急性鼻炎などと鑑別することはできません．特にスギ花粉飛散が始まる

column

老人性鼻漏について

よく外来で年配の方から，「鼻水が止まらない」とか，「食事の時に鼻水が出て鼻をかんでばかりで，食事もうまく取れない」といった訴えを聞いたことはないでしょうか．耳鼻科の外来でも結構こういった症状の方が受診されて，治療に難渋することを経験します．

ところで鼻汁が多いときにはいろいろな疾患が考えられますが，何ら全身的または局所的所見がないにもかかわらず水のような鼻水だけ訴える症例があります．こういった病態を老人性鼻漏（old man's drip）と名付けています．高齢者の方で鼻汁が出るということで来院された場合，鼻風邪と間違って診断することがあります．

この病態の原因は，加齢による鼻粘膜の萎縮にあります．column「鼻粘膜の生理作用について」（p.74）でも触れましたが，鼻には加温・加湿作用があります．その作用が弱くなり，呼気の水分の鼻粘膜での再吸収が悪くなり粘膜上にたまってきて鼻汁として認識されるというものです．

治療法としては，蒸しタオルやスチーム・マスクなど鼻腔内の温度・湿度を上げることで軽快すると考えられています．

（橋口一弘）

◆文献
1) 市村恵一，瀬島尊之，太田康ほか．高齢者における水性鼻漏―アンケート調査結果．日鼻誌 2002；41：149-55．

2月には，インフルエンザの流行期間と重なることや風邪が流行しています．また花粉症を初めて発症する人では，風邪なのか花粉症の初期症状なのか判断がつかないことがあります．鑑別診断には詳細な問診や検査が必要です．

所見

風邪であれば多くの場合はその他の全身症状（発熱，食欲不振，全身倦怠感など）があること，アレルギー性鼻炎の既往歴・家族歴などで，たいてい風邪と鑑別できますが，初めて花粉症を発症した場合など，鼻風邪と区別できない場合が往々にしてあります．

問診では症状はいつからなのか，季節性（症状が起きてくる時期が特定時期である）なのか通年性（1年を通じて症状がある）なのか，喘息やアトピー性皮膚炎といった他のアレルギー疾患はないのか，また家族の方のアレルギー疾患の有無などを尋ねます．大雑把ですが，これだけでも風邪との鑑別ができることもあります．

所見としては，やはり鼻の中を診ることが大事です．鼻粘膜は花粉症や発症して数年しか経過していない場合などは腫脹して発赤してきますが，通年性で罹病期間が長い場合などは逆に粘膜は蒼白になり浮腫性の腫脹をきたします（図5）．鼻汁の性状を観察することも大事です．水っぽいのか，やや粘性なのか，黄色あるいは膿性鼻汁が出ているのか，など鑑別診断に役立ちます．

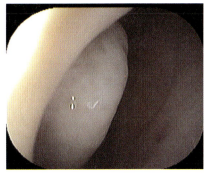 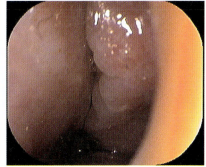

図5　アレルギー性鼻炎の鼻粘膜
左：蒼白化．右：浮腫化．

診断

鼻汁を採取して好酸球の数を調べます．慣れればそうでもありませんが，多少面倒かもしれません．アレルギー性鼻炎では鼻汁中好酸球が多数観察できますが，風邪でも好酸球を認めたり，アレルギー性鼻炎でも好酸球数が少ない場合もあり，確定診断法ということではありませんが，診断するうえにおいては必要条件の一つになっています．

アレルギーを起こす抗原の検索検査としては，皮膚テストである皮内テストやプリックテストがあります．血液検査で血清特異的IgE抗体検査を行えば抗原が同定できます．

治療

主に行われているのは薬物療法です．くしゃみ，鼻水が主な症状の場合は抗ヒスタミン薬を使用します．また鼻閉が主な場合は抗ロイコトリエン薬をまず使用します．中等症，重症になるとそれぞれの薬剤に加え，鼻噴霧用ステロイドを併用します．重症の場合は手術も選択肢に入ります．また軽症から重症まで，根治的な治療を望んでいる場合，薬物療法が無効であるなどの場合は，免疫療法を考慮します．免疫療法には皮下免疫療法と舌下免疫療法

column

たくさん出る鼻汁：skier's nose

スキーに行った時など，サラサラの鼻汁が出てきて困った経験はありませんか．老若男女すべてにみられる症状ですが，これは乾燥した冷気が鼻粘膜の副交感神経を刺激することによる神経反射で鼻腺が刺激され鼻汁分泌が多くなるという現象です．したがって刺激がなくなると鼻汁も軽快します．

（橋口一弘）

🔶 文献
1) 市村恵一，瀬島尊之，太田康ほか．高齢者における水性鼻漏—アンケート調査結果．日鼻誌 2002；41：149-55.

と，投与方法の異なる方法がありますが，近年，舌下免疫療法が話題となってきています．現在スギ花粉症と通年性アレルギー性鼻炎の主な原因のダニに対する舌下免疫療法が施行可能になっています．

気を付けたいこと

最近，若年者のアレルギー疾患が増加傾向にあることはよく知られていますが，アレルギー性鼻炎をもっている若い人が風邪をひいて副鼻腔炎を併発すると，かなり鼻症状がひどくなることを経験します．抗ヒスタミン薬を内服していたり，ステロイド点鼻薬を使用しているという方もいますので，症状によりそういった治療薬の一時中断指示なども必要になります．

ここまでの3つの疾患は，風邪の後に鼻が悪くなったといって，耳鼻咽喉科だけでなく一般の診療所にも受診する原因のほとんどではないかと思います．

次の嗅覚障害は，風邪をひいている最中や風邪の後に自覚する症状で，風邪に関する鼻症状として受診機会の頻度がやや高いものだと思いますので記載しました．

column

たくさん出る鼻汁：gustatory rhinorrhea（摂食性鼻漏）

辛いものや刺激物を食べると鼻汁が出ますが，これは口腔粘膜からの刺激が副交感神経を介して鼻腺を刺激して出てくるものです．一方，熱い汁物やラーメンなどをすすっていると鼻水が出てきますが，これは神経反射ではなく鼻入口部の高温多湿蒸気により鼻粘膜上に再吸収されなかった水分が残り，さらに呼気からの水分が上乗せになり，鼻水が知らない間に出てくるということです．

（橋口一弘）

■文献
1) 市村恵一，瀬島尊之，太田康ほか．高齢者における水性鼻漏—アンケート調査結果．日鼻誌 2002；41：149-55．

嗅覚障害

どんな病気か

文字通り「においがしにくい」「においがなくなる」状態です．においがしにくいといっても状態により，治るかどうかに差がでます．

風邪と関連して起きてくる多くの嗅覚障害は呼吸性嗅覚障害です．呼吸性といっているのでまさに「鼻呼吸ができないのでにおいがしにくい」状態です．もう一つ，風邪の後に起こりうるものとして嗅粘膜性嗅覚障害があります．これは風邪のウイルスが嗅粘膜の嗅細胞に障害を起こすことで，急に高度の嗅覚障害を起こします．こちらのほうの嗅覚障害は予後が不良なこともあります．

そのほか風邪の原因以外の嗅覚障害としては，外傷後の嗅覚障害，アルツハイマー病，パーキンソン病などの中枢疾患による嗅覚障害などがあります．

所見

まず問診で発症時期，発症前の感冒，鼻疾患や症状の有無，障害の程度，異嗅症の有無，薬剤歴，喫煙の有無，外傷などを聞きます．

鼻鏡検査が必要になりますが，今では外来でも一般的になっているファイバースコープを用いて鼻を観察し，におい分子の通路である嗅裂が開放しているかどうかをみます．画像による副鼻腔炎の有無も診断の一つとして重要です．

一般的に嗅覚検査はアリナミン®を用いて行います．アリナミン®2 mLを肘正中静脈に20秒間で注射し，注射開始からにおい始めの時間(潜伏時間)，におい始めてからにおい終わりの時間(持続時間)を測定します．この検査は予後判定に利用できるという報告があります．

特殊な検査として基準嗅覚検査(T＆Tオルファクトメーター〈第一薬品産業〉)があります．これは5種の嗅素に対する検知閾値と認知閾値を調べることができ，量的質的判断ができます．換気装置が必要であり，施行している施設が限定されます．

現在簡便に"におい"の検査ができる Open Essence（和光純薬工業）とよばれるカードタイプの測定キットがありますが，いまのところ研究用試薬ということで，保険適用は認められていません．基礎的な検討ではすぐれた検査法であるとのことですので，外来診療で使用できるように期待しています．

治療

　呼吸性嗅覚障害は風邪の治療を中心に行い，それに加えステロイド点鼻を用います．ステロイド点鼻ではベタメタゾン点鼻（リンデロン®点眼・点耳・

---

column

風味障害

　鼻水が出たり，のどが痛くなった後でにおいが悪くなった，あるいは全くにおわなくなったという患者さんを診たことはないでしょうか．よくよく聞いてみると同時に味も感じなくなったという自覚症状も出てきているといった経験はないでしょうか．私もこれまでこういった訴えの患者さんをよく診た経験があります．実際には嗅覚と味覚の伝達経路が違うため，何となく「患者さんの思い込みかな？」などと思っていましたが，実際には嗅覚低下による味覚障害という病態があるとのことで，これを風味障害と呼ぶそうです．三重大学の研究では，感冒後の嗅覚障害患者の約 30 ％ が風味障害を訴えていたという統計があるそうです．

　人が味を感じる場合，舌や口蓋粘膜にある味蕾から入る情報以外に，食べたものが口腔内から上咽頭を経て鼻腔上方の嗅覚細胞に入る経路（retronasal olfaction）もあるとのことで，嗅覚作用と味覚作用との間には相互作用があるということです．

　嗅覚というのは大事な五感の一つだと再認識しました．ちなみに味覚は，甘味・塩味・苦味・酸味・うまみの 5 つが基本であるといわれています．

（橋口一弘）

◆文献
1) 小林正佳．味覚と嗅覚の相互作用．日医雑誌 2014；142：2613-6．

点鼻液 0.1 %)が有効で，呼吸性嗅覚障害の約 80 %が改善します．嗅裂に届くようにするため懸垂頭位で点鼻するか，側臥位になり片方ずつ点鼻するようにします．

その他嗅粘膜への障害が考えられる場合は，再生を促進するため当帰芍薬散，亜鉛製剤，ビタミン B_{12} などを処方します．

中枢性嗅覚障害には有効な治療法はまだみつかっていません．

気を付けたいこと

風邪のあとににおいがしにくい状態が続いている際は早めの治療が必要です．ステロイド点鼻は長期に使用すると全身的な副作用を起こすことがあり，長期の場合は休薬も行いながら使用する必要があります．

ここまでは，風邪に伴うあるいは風邪と間違いやすい鼻の疾患あるいは病態でしたが，これから先の疾患はやや特殊な病態ということになります．近年若い人にアレルギー疾患が増えてきていることと関係しているかもしれませんが，次の好酸球性副鼻腔炎は増加傾向にあると思われ，風邪をきっかけに鼻症状が悪化したり，黄色い粘稠な鼻汁がでることもあり細菌性鼻・副鼻腔炎と鑑別が難しいときがあります．

column

後鼻漏について

「のどに鼻水が降りる」「のどにへばりついている」などの症状を患者さんが訴えることがあります．これは後鼻漏といわれる症状で，ここまでの鼻の疾患ではどれでも起こり得ます．

（橋口一弘）

好酸球性副鼻腔炎

どんな病気か

子供のころは副鼻腔炎など鼻に関する症状がなかったにもかかわらず，**成人になってから鼻閉，嗅覚障害を起こす**ことで知られています．多くは**気管支喘息を伴っており**，アスピリンを代表とする非ステロイド系消炎鎮痛薬（NSAIDS）などの薬剤アレルギーがあることも多いです．手術を行っても完治することが少なく，難治性の疾患と考えられており，2015年7月より難病指定疾患となっています．

所見

鼻内を観察すると粘稠な分泌物（ニカワ状）と多房性のポリープを認めます（図6）．

副鼻腔CTでは篩骨洞の病変を主に認め，すべての副鼻腔に陰影を認めるようなことも少なくありません．多くは両側性です．血液検査にて血中好酸球数増多を認めることが多いです．ポリープ中に多数の好酸球を認めると確定診断となります．

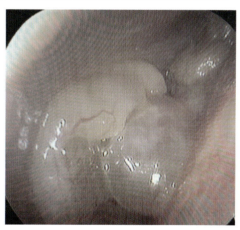

図6　好酸球性副鼻腔炎の鼻内所見

最近この疾患の診断基準が作成されました．まだ不明な点も多く，これから注目されていく疾患だと思います．

治療

確実に効果を認めるのはステロイドです．しかし，難治性の疾患であり経口ステロイドの使用は増悪時にとどめる必要があります．長期管理薬として

はロイコトリエン受容体拮抗薬，鼻噴霧用ステロイド，Th2サイトカイン阻害薬，PGD2・TXA2薬を使用します．処置としては鼻・副鼻腔洗浄も有効です．これらを組み合わせて増悪をできるかぎり阻止する必要があります．ポリープ形成などが進んで鼻閉が強くなった場合は手術を考慮します．副鼻腔を開放してニカワ状分泌物の清掃，ポリープを取り除くことで鼻閉，嗅覚障害の改善，術後の鼻洗浄，清掃を容易にすることができ，副鼻腔の炎症の再燃を防ぐことが期待できます．

抗菌薬投与の判断

直接的には効果を示さないと考えられますが，14員環マクロライド系薬は，補助的に用いられることがあります．

気を付けたいこと

近年，好酸球性副鼻腔炎の症例が増加しています．粘稠な黄色のニカワ状の分泌物が続く場合は，通常の慢性副鼻腔炎ではなく，好酸球性副鼻腔炎を疑い，画像検査，投薬の選択を行うことが必要であると思われます．また薬剤アレルギーを伴うことが多いため，問診で必ず薬剤アレルギーの有無を聞いてください．特に鎮痛薬の投与の際には慎重に行いましょう．NSAIDSの湿布剤や塗り薬などでも喘息を誘発することがあります．喘息を合併している症例では，喘息での投薬と重なる場合があり，内科医と協力して治療を行うことが必要です．

次の疾患はかなり特殊なものですが，やはり最近アトピー体質が増加してきたことと関連するのか，真菌感染または真菌に対するアレルギーが増えてきたようです．ただ今回のテーマである風邪による鼻疾患というよりは，基礎疾患としてこういった鼻疾患をもった人が増えていることの認識も大事なのではないかと思い記載しました．

副鼻腔真菌症

どんな病気か

副鼻腔に真菌性の炎症を認める病態です．分類としては浸潤型と非浸潤型に分けられます．非浸潤型で慢性に経過するものを寄生型と呼び，最も多くみられます．そのほか非浸潤型には好酸球関連真菌症（アレルギー性副鼻腔真菌症；AFRS）と呼ばれるものがあります．浸潤型はその進行速度により電撃型，亜急性型，慢性浸潤型と分けられ，電撃型の場合は容易に血管内へ真菌が浸潤するか，骨破壊を起こすことにより直接浸潤し，頭蓋内，眼窩内合併症を起こしやすく，きわめて予後不良であるとされます．

所見

非浸潤型の寄生型でみられる所見は鼻閉，鼻漏などですが，無症状の場合も多いです．CTでは一側性の副鼻腔陰影で，石灰化もみられます．MRIではT1で低信号，T2で著明な低信号を呈します（図7）．

浸潤型の場合は鼻症状のほか高度の頭痛，発熱などを伴います．また頭蓋内，眼窩内に進展した場合は髄膜刺激症状，眼球突出，視力障害などがみられます．CTでは非浸潤型と所見は同様ですが，広範な骨破壊を認め，周辺臓器へ浸潤していることが考えられます．

診断ですが，真菌培養で真菌を同定できることは少なく，真菌の細胞壁を構成する多糖類のβ-Dグルカンの測定（血液検査；ヘパリン入りの専用容器に入れ氷冷で提出）は診断，活動性の指標に有用です．ただしムコールが原因菌の場合はこれが上昇しないため注意が必要です．

アレルギーが関与するAFRSは，Ⅰ型アレルギーの存在，鼻茸の存在，特徴的なCT所見（低吸収域の中に高吸収域がある），ムチンの存在，組織浸潤を示さない真菌の存在，病理検査にて著明な好酸球浸潤とともにPapanicolaou染色でCharcot-Leyden結晶，Grocott染色で真菌を認めることで診断します．

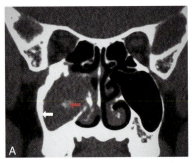
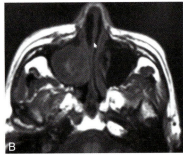
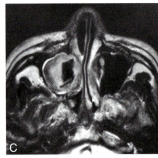

図7　副鼻腔真菌症
A：CT所見．B：MRI T1強調所見．C：MRI T2強調所見．
右上顎洞に石灰化（赤矢印），骨肥厚（白矢印）がみられる．

治療

　非浸潤型は副鼻腔内視鏡手術を施行し，洞内を開放し洗浄を行うことで予後は良好です．

　浸潤型はできるだけ早期に手術を行う必要があります．病巣の完全除去には内視鏡手術ではなく，外切開を必要とします．それと同時に全身的な抗真菌薬の投与が必要です．第一選択はトリアゾール系抗真菌薬でボリコナゾール（VRCZ）やイトラコナゾール（ITCZ）などを使用します．キャンディン系抗真菌薬はスペクトラムは広くないのですが，β-Dグルカンを阻害し，安全性が高いため用いられる場合があります．

　ムコールが原因の場合はリポソーム アムホテリシン B*が有用です．

＊リポソーム アムホテリシンB：アムホテリシンB（ファンギソン）の有効性を維持したまま，副作用軽減目的でリポソーム化した薬剤．商品名はAmBisome™．

気を付けたいこと

　副鼻腔真菌症は近年ステロイドの使用などによる免疫力低下，糖尿病，悪性腫瘍患者の日和見感染などにもみられ，増加傾向です．基礎疾患の検索も浸潤型は重篤になる可能性が高く，すみやかな対応が必要です．

漢方を使おう

鼻　時間的経過で変化，慢性化，くしゃみと合併，鼻の中が痛い，熱いなどの自覚症状

石井恵美，米田吉位

水様性鼻汁

一般的には，冷え症でくしゃみが多い水様性鼻汁には小青竜湯⑲はよい．小青竜湯の五味子の酸味が飲みにくく感じることも考慮が必要であり，保険内で錠剤の選択もできる．また，胃腸の弱いタイプには麻黄が胃もたれ，胃痛，食欲低下などの自覚症状を出現させることもある．服薬中止で軽快するが，食後の内服に変更するだけで改善することもある．冷えが強く胃腸の不調があるときには小青竜湯＋二陳湯(81)または六君子湯㊸などの併用もよい．また，麻黄の副作用には交感神経刺激作用を増強する可能性があり，循環器疾患，甲状腺機能亢進症，前立腺肥大症などの症状を有する際には慎重投与が必要である．

口渇や鼻の痛み，熱の症状を訴える際には桔梗石膏[324]の併用が有効である．くしゃみや水様性鼻汁の程度がひどければ，五虎湯(95)や麻杏甘石湯(55)の併用も有効であり，投与量は程度により1日1回から3回までの調整を行い，甘草の1日投与量の過多には注意を要する．甘草の成分であるグリチルリチンは低カリウム血症，浮腫，高血圧，ミオパチーなどの偽アルドステロン症を起こしやすいためである．

高齢者や代謝が異常に低下している患者で，水様性鼻汁，咽頭の不快感，寒気などを認める際には麻黄附子細辛湯(127)もよい．エキス製剤が飲みにくい場合には，保険内でカプセル製剤もある．

頻繁に風邪症状を認める際には，ひき始めの症状に用いると効果がわかりやすい．また，胃腸を整える薬剤を併用してもなお麻黄による胃腸障害がある際には苓甘姜味辛夏仁湯(119)，胃弱，胃下垂傾向で，発作的にめまい，頭痛，嘔吐などを認める際には半夏白朮天麻湯㊲もよい．痰や咳を伴う際には参蘇飲(66)もよい．この処方は長期服用しても問題が少ないところもよい．

> **症例 ❶**
>
> 54歳，女性．2月の寒い時期，2日前よりくしゃみ，鼻水が出るようになり受診．もしかしたらスギ花粉の影響もあるかもしれないとのこと．診察すると扁桃発赤軽度あり，肺雑音なし，小青竜湯9g　3×毎食前開始．服用後5日くらいより胃がもたれるようになったとの連絡あり．症状は改善しているため，内服を食後に変更し継続．
>
> 1，2月には風邪か花粉症かはっきりわからない症例も多くみかけるが，症状に対して処方を決められる漢方薬は（風邪であっても花粉症であっても）使いやすい．

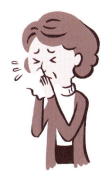

粘性鼻汁

頭痛，肩こり，副鼻腔炎や肥厚性鼻炎，蓄膿症などによる粘性の鼻汁，鼻閉がある際には葛根湯①，葛根湯加川芎辛夷②もよい．炎症がひどい際には桔梗石膏を併用するとよい．

黄色の粘性，膿性の鼻汁には辛夷清肺湯⑩④，清肺湯⑨が有効なことが多いが，どちらも黄芩の生薬を含む製剤であり，投与後2週間～2，3か月以内での肝機能障害や間質性肺炎の副作用には注意が必要である．

蓄膿症，鼻茸，肥厚性鼻炎，慢性副鼻腔炎などの膿性の鼻汁であれば，辛夷清肺湯が有効なことが多い．

また，慢性の咳嗽に粘調で切れにくい多量の喀痰，口内炎や口渇を認める際には清肺湯が有効であるが，喀痰のきれを増強したい際には少量の麻黄剤の併用も有効である．

炎症がひどい際には桔梗石膏を併用するのもよい．辛夷清肺湯に効果を増強するために葛根湯加川芎辛夷を併用する方法もあり，上顎洞の化膿症など化膿の傾向が強い際には排膿散及湯⑫②を併用することもある．また，葛根湯は葛根が倍量含有されている保険内の製剤もあり，適宜選択するのがよい．

症例❷

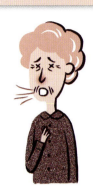

78歳，女性．体重40kg未満のやせ型．肺気腫により在宅酸素療法中である（経鼻0.5L）．慢性的な粘性の強い鼻水があり困っている．鼻をかんでも出てこないのに，常に鼻の中につまっている感じがするとのこと．「粉薬は苦手」ということで，葛根湯加川芎辛夷9錠　3×毎食前（通常量18錠/日だが華奢なため減量）．飲み始め数日で，「完全にはなくならないもののだいぶ通りがよくなり楽になった」とのこと．

膿性鼻汁

　粘性で膿性の鼻汁の際には辛夷清肺湯＋桔梗石膏はよい．アレルギー性，腺病体質の膿性鼻汁では柴胡清肝湯⑧、荊芥連翹湯㊿なども有効である．これらを適応する際は，手足の裏が湿りやすい傾向があり葛根湯が効きにくいものに用いるとよい．

　これらの解毒証体質者には，腹診時に腹壁の異常過敏性の傾向がある．肌が浅黒く，手足の特別な冷えは認めない場合が多いが，そうでない場合もある．清熱がさらに必要な際には黄連解毒湯⑮の併用も有効である．黄連解毒湯は本来苦みの強い薬であり，内服が困難な際には保険内でも錠剤やカプセルの製剤もあり，適宜選択するとよい．慢性化した虚弱体質，易疲労性の薄い粘性の鼻汁による副鼻腔炎では補中益気湯㊶もよい場合がある．

症例❸

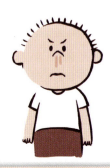

7歳，男児．年中膿性の鼻水が出ているため，親が困って来院．年齢の割にはしっかりとした体格で，一昔前のガキ大将のイメージ（昔でいう青洟たらし，いがぐり坊主頭そのもの）．おなかの触診をしようとするとくすぐったがり，身をよじるよ

うにして逃げてしまう．この腹症より荊芥連翹湯 5 g　2×朝夕食前開始．「ものすごく苦いけど頑張って飲んでね」と本人と約束し 2 か月後再診．すっかり青洟もなくなり，以後症状が出たときのみ数日間服用することで対応できているとのこと．

鼻閉

　突発的な鼻閉であれば葛根湯，より鼻閉が強く持続する場合には葛根湯加川芎辛夷がよい．さらに清熱を強化する際には桔梗石膏の併用もよい．川芎と辛夷には副鼻腔の排膿作用があり，鼻閉を改善する効果がある．また，便秘傾向であれば，さらなる抗炎症効果を期待して大黄末の併用も考慮するとよい．

症例 ❹

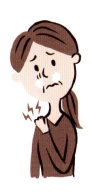

　50 歳代，女性（肩こりの漢方を求めて受診）．犬が匂いを嗅ぐように，常にスッスッ，スッスッと音を立てて鼻息をする．話を聞いてみると，常に鼻の中がつまっている感じがして，ついつい音を立てて強く吸ってしまう，とのこと．葛根湯加川芎辛夷 7.5 g　3×毎食前開始．可能な限り 100〜200 mL のお湯に溶かし，湯気を鼻で吸い込むようにしながら服用してもらう約束をした．
　1 週間後再診，「スーッと鼻が通る感じがして日常によい」．診察の最後に「肩こりは？」と聞いてみたところ，「言われてみれば気にならなくなっている」との返事．漢方薬を使って醍醐味を感じる瞬間である．

3 耳の症状が主訴

橋口一弘

　耳に関する症状で受診される患者さんは多くいらっしゃいます．風邪に関連する耳の病気といえば，まず急性中耳炎が思いつきます．特に幼稚園児までのお子さんがよくかかる代表的な上気道炎のひとつですが，頻度は少ないものの，成人も罹患します．

　成人では風邪に関する耳の症候として，耳痛以外にも耳閉感や耳鳴，聞こえが悪くなったという聴覚に関する訴えと，めまいがするという平衡に関する訴えもみられます．

　小児の急性中耳炎については耳科学会や小児耳鼻咽喉科学会を中心に診療ガイドラインが出ています．このガイドラインを参考に急性中耳炎について記載したいと思います．また成人については，急性中耳炎を診察する際に少し気を付けておきたい点について記載します．

小児の場合

「夜間に耳が痛いといって泣き出して寝なかった」

「風邪をひいていて，鼻汁がずっと出ていたが，耳が痛いと言い出した」

「耳が痛いといって泣いていたが，今朝耳だれが出てきた」

など，風邪をひいた後に耳の症状がみられたということで来院されることがほとんどです．

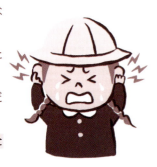

成人の場合

「風邪で鼻がつまっていたのだけど，夜中に急に耳が痛くなって，痛みがひどくて眠れなかった」

「朝起きたら耳だれが出ていて，聞こえが悪くなった」
「風邪をひいていたが，出張で飛行機に乗ったら耳が痛くなったあと，聞こえなくなってきた」
「耳が痛かったが，そのあとからボーとして聞こえるようになった」
「耳が痛かったが，そのあとからなんとなくふらつきます」
といった主訴で受診されることが多いです．

こういった患者さんは，夜間救急外来を除けば，まず耳鼻咽喉科を受診されると思いますが，風邪と関連して発症することが多いので取り上げました．

小児急性中耳炎

定義

　発症してから48時間以内に受診した場合と定義されています．さすがに2日を超えて受診して診察する患者さんは少なく，またそういった患者さんは急性中耳炎であっても軽症だったのではないかと思います．

　さて急性中耳炎ですが，自覚症状（耳痛，耳だれ）があり他覚所見がしっかり取れれば診断は簡単です．

　日本やアメリカの最新の小児急性中耳炎ガイドラインでは，治療の選択に当たり確実な鼓膜所見の変化がみられることが重要であると述べられています．

　小児科の先生も携帯用の耳鏡を使って診察されることが多くなっていますので，急性中耳炎を正確に診断するための所見を記載します．

診断に必要な所見

　典型的な所見として，鼓膜の発赤・腫脹・膨隆がみられます（図1）．光錐（鼓膜に張りがあると外からの光を反射して見える）がなくなって混濁している所見も大事です．水疱形成がみられたり，小さな穿孔が認められる場合もあります．

　2013年に改訂されたアメリカのガイドラインでは，上記のような鼓膜所見とともに，中耳貯留液の存在があることが重要な診断基準のひとつになっています．症状だけで診断することはせず，正確に鼓膜所見を取ることで確定診断するということです．

　しかし小児で一番困るのは，痛い耳を見られることに対する恐怖感があって，ゆっくりと耳内を観察できないことがあります．特に耳漏がみられる症例では，耳内をきれいにしないと鼓膜の観察ができません．嫌がる児が多く，診察に時間もかかります．

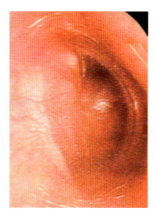

図1　急性中耳炎所見(右耳)
鼓膜の発赤がみられる．

重症度判定

　治療法の選択には，重症度を決定することが大事です．ガイドラインでは年齢・臨床症状と鼓膜所見を合わせた7項目の点数で評価します．

　やはり鼓膜所見がしっかり取れるということが重要になってきます．

治療

　かつては，急性中耳炎の治療に抗菌薬投与は行わないという風潮が欧米でありましたが，厳密な鼓膜所見による診断のもとに行われた試験では，抗菌薬の有用性が示されてきています．

　軽症では，抗菌薬なしで3日間の経過をみることが推奨されています．中等症や重症では，AMPC，CVA/AMPCなどの投与を考慮することになります．

成人急性中耳炎

定義

　成人に関するこの疾患について，まとまった論文は多くないようですが，小児の定義とほぼ同じでよいと思います．

　ただ成人の場合は，飛行機やダイビングなどによる航空性中耳炎もありますので，かならずしも風邪と関連している場合だけではないこともあります．

所見

　これも小児とほぼ同様です．まず所見がとれれば診断は簡単です．

症状と気を付けたい点

　成人の場合，非常に激しい耳痛を訴えることが多いように思います（あるいは耳鼻科を受診する患者さんは耳痛がひどいから受診しているのかもしれません）．程度の差はありますが聞こえが悪くなります．

　一番気をつけておかなければならないのは，難聴の程度，専門的にいえば感音難聴の有無です．急性炎症による内耳障害が原因であると考えられていますが，炎症の波及経路に関しては不明な点が多いようです．できれば聴力検査を受診日ないしは2，3日のうちに行っておくことが必要です．難聴の程度は軽度から中等度が多く，特に高音域の難聴が多いという報告があります．

治療

　風邪と関係して発症した場合，ウイルス性というより細菌性の中耳炎の場合が多いといわれています．難聴の種類（単に中耳炎による伝音難聴か，内耳障害からきた感音難聴か）によってですが，感音難聴であれば早期からステロイドの使用も検討が必要になってきます．比較的予後がいいのですが，気づかずにいると，中耳炎が治っても難聴・耳鳴が残ってしまうこともありますので注意が必要です．

　当然，鼻に炎症があれば，鼻の処置も併せて行うことも重要です．

4 喉頭の症状が主訴

橋口一弘

　風邪と関連した喉頭の症状というと，咳と声に関しての受診ではないでしょうか．
　「咳が出て，急に声が出なくなった」
　「のどは痛くないけれど，声が出なくなった」
　「声がかすれてきました」
という症状で来院されることがあると思います．
　どちらかというと，風邪をひいてすぐに咳が出たり声がかすれる，声が出なくなったということは少なく，数日経過してから発症することが多いのではないかと思います．

　咳症状については後ほど出てきますので，ここでは声が出ないとか出しづらいといった訴えで来院された場合について記載します．
　特に声が出しづらいとか声がかすれたという症状の場合，他の症状ですでに内服薬を使用していることが多いように思います．ここで考えられる疾患は，前出の「急性咽頭炎」(p.32)ですが，すでに記載があるのでここでは省略します．

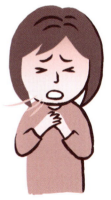

急性声帯炎

どんな病気か

　声帯の炎症性変化によって，声帯の粘膜振動が妨げられることにより声がかすれたり，出なくなってしまいます．咳を伴うことが多いですが，全く咳症状もなくまたのどの痛みもない患者さんもいます．
　ウイルス感染が大部分ですが，細菌感染でも発症することがあります．

診断と所見

　風邪症状があって，徐々に，または急に声が出にくくなった，出なくなったという訴えがあれば診断は簡単です．
　喉頭所見，特に声帯所見をみることが必要です．風邪の患者さんは，咽頭反射が亢進していることが多いので，比較的簡単にできるファイバー検査が役に立ちます．声帯に発赤が見られたり，やや腫脹がある，といった所見がみられることが多いですが，全く正常所見のときもあります．

治療

　一般的には抗炎症薬，消炎酵素薬などの投与と発声を控えることで，数日で軽快します．声帯の腫脹がひどいときや，声がれが続いているときには，ステロイドの吸入薬を併用することも考慮します．

4 喉頭の症状が主訴 漢方を使おう

漢方を使おう

喉頭
感染後に痛みと声が出ない，しわがれ声

石井恵美，米田吉位

感染後の声の出にくさ

　咽頭炎，扁桃炎後の声の出にくさには炎症へのアプローチが第一であり，痛みが残存する際には桔梗石膏324，石膏末でのうがいや内服がよい．桔梗湯138や甘草湯401も痛みを緩和する作用が期待できる．保険適用にはないが，銀翹解毒散や駆風解毒湯は咽頭，扁桃炎にはよい．

嗄声

　演説や歌を歌うなど，枯れるほど大声を出しすぎた際などには驚声破笛丸，日頃からややしわがれ声になりやすい際には麦門冬湯29を日頃から少量を内服するのがよい．

症例❶

　75歳，女性．「趣味で長唄をしているのですが，この頃唄うと必ず数日間声がかすれて出なくなってしまう」との相談．保険適用はないために，驚声破笛丸を購入してもらい，唄の前と後に服用することとした．一週間後の再診時，「後先気にせず唄えるようになりました」と深々と感謝された．後日，診療所のベテランナースがどこからか噂を聞きつけてきたところによると，趣味の唄ではなく，プロの歌い手であったことがわかった．その後薬がなくなりそうになると，受診している．

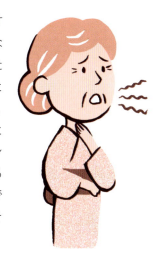

5 咳症状が主訴

山本佑樹

「風邪をひいた」といって受診される患者さんで,「早く治してほしい」とか,「薬を飲んでもなかなかよくならない」といって来院される症状の一つが咳症状になると思います.この咳症状というのは,きわめて多岐にわたる疾患により引き起こされうる大変ポピュラーな「当たり前」の症候であるにもかかわらず,時には命にかかわる重大な疾患のサインである可能性もあり,実は細心の診療が求められる症候ともいえます.

咳症状は,患者さんにとってQOLを大きく損ないます.また日本人は周囲の目を気にする傾向があり,「咳をしていると周囲から嫌がられている気がする」などと訴える患者さんも多く,たとえ重大な疾患に伴うものでなくても精神的な負担もあるようです.このためわれわれ医療者は,咳症状を訴える患者さんから迅速な症状緩和を求められることが常であり,それゆえついつい過剰な治療をしてしまったり,対症療法に気を取られるあまり背後に潜む重大な疾患を見落としがちになることがあります.

ここでは外来にあふれる"咳"の中から,迅速に診断・治療すべき"咳"と,過剰な対処を必要としない"咳"を区別することを意識しながら,風邪による"咳"の適切な診療のための実践的な診察ポイントを,総論と各論に分けてみてみます.

まずは風邪に関連する"咳"も含めて,最近出現した"咳"について始めていきたいと思います.

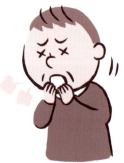

急性咳嗽

まずは総論から解説します．

どんな病気か

咳の持続期間が3週間未満の咳嗽であるという定義があります．

原因疾患として，気道感染症が圧倒的に多いのが特徴です．この感染症は，ウイルス感染症によるものなどのように self-limiting（＝放っておいても治る）なものから，細菌性肺炎のように抗菌薬治療を要するものまでさまざまです．

どんな経過をたどるか

多くの一般的感染症は増悪・寛解を繰り返すことは少なく，悪くなるときはスピードの差こそあれ一方的に悪くなりますし，その逆もまたしかりです．したがってすでに症状が改善傾向にある急性咳嗽の患者さんは，経過観察や対症療法で良くなってしまうことがほとんどです．逆にいえば，こうした患者さんを経過観察していて咳嗽持続期間が3週間を超えて症状が寛解しない場合は，3週間以上継続する咳嗽として遷延性咳嗽～慢性咳嗽の領域（p.131 参照）に分類されますので，鑑別診断を立て直す必要が出てきます．

大事な問診

やはり一番大事な点は，咳嗽の原因としての感染症が self-limiting か否か，平たくいえば抗菌薬が必要な疾患かどうかを鑑別することを念頭に置きながら診察することではないでしょうか．

以下の3点が，病歴聴取で大事なポイントです．

①咳の開始時期と経過の聴取

現在の咳症状が始まってどれくらいか，症状は次第に悪化しているのかピークを過ぎているのか，一度よくなってまた悪くなってきたのか，喀痰症状を伴うのか，鼻汁・咽頭痛などの上気道症状を伴うのか，などを中心に質問します．

1〜2週間程度咳嗽が続いていたり，感冒症状が出て自然軽快したあと再び悪化してきたという症状の場合は，肺炎の存在を疑いますので胸部X線写真撮影を考慮します．これは細菌性副鼻腔炎を疑うときと全く同じです．

②家族や職場などでの風邪を含めた感染症の流行状況を聞く

　周囲に同様の症状を呈している人がいたという情報，あるいは感染症流行の情報があれば，原因がウイルスやマイコプラズマなど流行性の病原体である可能性を想定しやすくなります．

③特定の場所に感染源をもつ病原体についても問診内容に入れておく

　頻度は少ないとは思いますが，頭の隅に置いておく必要があることとして，特定の場所への出入りの既往があります．

　たとえば，温泉や循環式浴槽などの入湯歴の存在はレジオネラ感染症を疑わなければなりません．海外渡航歴はやはり重要です．今や熱帯感染症の患者さんが通常外来を受診することも稀ではありません．デング熱やエボラ出血熱騒動も記憶に新しいですが，呼吸器感染症では2009年にパンデミックを起こしたH1N1型インフルエンザ，SARS（重症急性呼吸器症候群）やMERS（中東呼吸器症候群）などといった致死的感染症もありますので，自身の身を守るためにも海外渡航歴は必ず聴取した方がよいでしょう．

注意すべきこと

　急性咳嗽には，時に重篤な疾患が含まれます．当然のことながら，強い呼吸困難症状，著しい呼吸回数増加，血圧低下や低酸素血症などを伴う場合

---

column

咳と血液検査

　血液検査に関しては，必ずしも咳の診断に直結する検査とはいえませんが，肺炎などの感染症における重症度の把握やマイコプラズマや百日咳の血清学的診断などで必要な検査となりますので，そうした疾患が強く疑われる場合に考慮します．

（山本佑樹）

は，酸素投与や末梢静脈路確保とともに迅速に胸部 X 線検査や血液検査を行い，早期に診断する必要があります．

ここから各論になります．今まで述べてきた急性咳嗽を引き起こす原因疾患についてみていきます．

ウイルス感染症による急性上気道炎に伴う咳

どんな病気か

多くの場合，勝手に治る = self-limiting なことがほとんどです．上気道から気管などの下気道に炎症が波及し，頻繁に咳嗽症状をきたします．原因となるウイルスは，インフルエンザウイルス，パラインフルエンザウイルス，アデノウイルス，RSウイルスなど多岐にわたりますが，インフルエンザウイルスを除いて特定の治療法は存在しません．

症状

このタイプの感染症では，同じ咳症状でも鼻汁・咽頭痛などの上気道症状，吐き気・下痢などの消化器症状，関節痛・筋肉痛などの全身症状を伴うことが多く，症状が特定の臓器に集約される一般細菌感染症とは対照的です．こうした患者さんで，重篤感のない場合は症状に応じた対症療法を行います．喀痰症状は伴わないことも多いですが，膿性痰を喀出される患者さんも少なくありません．痰を伴う場合，下気道の炎症によるものではなく，副鼻腔炎など上気道感染による後鼻漏の可能性も十分考慮しておく必要があります．

膿性痰を伴う患者さんの場合，ウイルス感染後に下気道の細菌感染症を合併している可能性もありますので注意が必要です．

処方

咳嗽症状に関しては，鎮咳薬の対処が中心となります．ここで注意したいのは急性咳嗽の患者さんの"咳"は病原体排除のための正常な反応であることが多いため，特に膿性痰症状の目立つ湿性咳嗽の患者さんには，中枢性鎮咳薬(メジコン®，リン酸コデインなど)の濫用は避けるべきと考えます．

咳嗽に効果の認められている末梢性薬剤としては，カルボシステイン，ア

> **処方例**
>
> | | |
> |---|---|
> | ムコダイン® 500 mg | 1日3回 |
> | ムコソルバン® 15 mg | 1日3回 |
> | 麦門冬湯 3 g | 1日3回 |
> | 小青竜湯 3 g | 1日3回 |

ンブロキソール，麦門冬湯㉙，小青竜湯⑲などが挙げられます．

急性気管・気管支炎

どんな病気か

　咳症状で受診される患者さんの多くが，このタイプと思われます．急性気管・気管支炎は下気道感染症に分類されますが，特徴として先に述べた急性上気道炎の感染が波及して発症することが圧倒的に多いと考えられています．このため，その原因も急性上気道炎と同じくウイルス感染症がほとんどを占めます．

　一部にマイコプラズマ・ニューモニエ（*Mycoplasma pneumoniae*；肺炎マイコプラズマ）やクラミドフィラ・ニューモニエ（*Chlamydophila pneumoniae*；肺炎クラミジア）などいわゆる非定型病原体と呼ばれる細菌によっても発症することがあります．こういった病原体の場合，集団発生しているときに疑う必要があります．また，時に百日咳の急性期の患者さんが紛れている可能性もあります．激しい咳嗽のあとに嘔吐を伴ったり，レプリーゼといった特徴的な咳嗽症状を伴う場合は注意が必要です．

どう対処するか

　ウイルス感染が原因ですので，多くの場合，抗菌薬投与は必要ありません．アメリカの疾病予防管理センター（CDC）やイギリスの国立医療技術評価機構（NICE）のガイドラインでも，基礎疾患のない成人の急性気管支炎に対する抗菌薬投与は推奨していません．過去に急性気管支炎に対してアジスロマイシンとプラセボを投与した研究が行われたことがありますが，両群で治療効果に差はありませんでした．したがって基本的には，風邪症候群と同じ対処法になります．

　ただし細菌感染症でなくても膿性痰を伴うこともあり，細菌性肺炎との鑑別が難しい場合も存在します．その際に参考となるのは，下気道以外の症状の合併です．咽頭痛や鼻汁などの上気道炎症状を併発している場合は，まずウイルス感染症を疑います．細菌感染症は特殊な場合を除いて複数の感染フォーカスをもつことはないからです．

なお，慢性閉塞性肺疾患（COPD）などの慢性肺疾患をもつ患者さんでは，こうした急性気管支炎が呼吸状態悪化のきっかけになることがありますので，注意が必要です．

処方

原則として急性上気道炎と同じくウイルス感染症が多いため，咳嗽に対する対処は前項で述べたものと同じく対症療法になります．

ただし，頻度は低いもののマイコプラズマ・ニューモニエやクラミドフィラ・ニューモニエ，百日咳といった細菌感染症が紛れこんできますので，このときは抗菌薬の使用を考慮します．この3つの病原体に共通するのは，マクロライド系抗菌薬が有効であるということです．つまり細菌感染症による急性気管支炎を疑うが個別の診断が難しい場合，マクロライド系薬の投与は非常に有効な手段となります．百日咳に関しては，診断時にはすでに咳症状改善に対して抗菌薬が無効な時期に入っていることが多いですが，菌量を減らし周囲への感染波及を抑制する意味合いで抗菌薬投与を考慮します．

非定型細菌感染が疑われた場合の処方例

●マクロライド系抗菌薬
 ジスロマック®SR 2 g　　　　　　1日1回内服　1日間
 または
 ジスロマック®250 mg　2錠　　　1日1回内服　3日間
 または
 クラリス®200 mg　1錠　　　　　1日2回内服　10日間

●マクロライド系抗菌薬が使用できない場合，マクロライド耐性マイコプラズマを疑う場合
 クラビット®500 mg　1錠　　　　1日1回内服　7日間
 または
 アベロックス®400 mg　1錠　　　1日1回内服　7日間
 または
 ミノマイシン®100 mg　初日：1錠　1日2回内服
 　　　　　　　　　　翌日から：1錠　1日1回内服　7日間

感染後咳嗽（postinfectious cough）

どんな病気か

　種々の気道感染症により咳嗽をきたしますが，抗菌薬治療や自然治癒によって原因病原体が排除され，多くの場合症状は改善します．しかし，病原体が排除され感染症としては治癒した状況になっても，咳症状のみが継続する場合があります．それも通常比較的短期間で改善しますが，時に数週間にわたって長引くことがあります．この状態を感染後咳嗽と呼びます．すでに病原体が排除されたあとの気道上皮修復過程の遷延などによって起こる病態ですので，抗菌薬は無効であり治療方法は鎮咳薬などの対症療法しかありません．

どう対処するか

　この症状で受診される患者さんは大変多いです．"風邪"の場合，数日で勝手によくなることを自身の経験則で知っている患者さんも多く，その時は医療機関を受診しません．

　しかしその後"風邪"は良くなったという実感があるのに咳だけが頑固に続く場合，こじらせて肺炎になったのではないか，肺癌か何かの重病じゃないかと急に不安になって受診されるということになります．実際，このような患者さんの勘が大いに当たっている場合もありますので，とにかく咳止めだけ出して放置というのは避けるべきです．こうした患者さんを前にしたとき，その咳症状が最初よりよくなってきているのか，膿性痰を伴ってきていないかという質問をすると有用な場合が多いです．これは，自然軽快したウイルス感染症に続発する細菌性肺炎の除外を念頭に置いた質問です．咳が一度改善したのに再増悪し，膿性痰も伴ってきたというエピソードであれば要注意です．1〜2週間くらい前に風邪症状があって咳以外の症状はよくなったが頑固な空咳だけが続く，といったエピソードであれば感染後咳嗽を想定します．

> **処方**

　鎮咳薬を中心とした対症療法で経過観察します．発症から3週間程度過ぎても症状が改善しない場合は，後述の遷延性咳嗽〜慢性咳嗽の診断治療に移行します（p.131参照）．

　さて，咳症状を伴う風邪症候群診療において，肺炎患者をどう見分け適切に診断・治療するか，というのは最も重要で頻度の高いタスクの一つといえるでしょう．

　なぜなら，特に細菌性肺炎は自然治癒することは少なく，患者さんの状態によっては致死的になる場合があるからです．しかし，適切に早期診断し適切な抗菌薬治療を開始すれば，外来治療で十分治癒させうるのも事実で，医者の腕の見せ所の一つといえるでしょう．風邪による咳ということから少し外れてくるかもしれませんが，大事な疾患ですのでここで扱っておきます．

肺炎

どのように診断するか

　肺炎の診断は，症状所見と特に胸部X線写真・CTなどの画像所見によるところが大きいのですが，注意しなければならないのは肺炎も初期である場合や患者さんが脱水状態の場合は，胸部X線やCTでも陰影がはっきりしないことは十分にありますし，胸部X線写真で明らかな大葉性の浸潤影を呈するいわゆる典型的な「肺炎像」というのは，そう多いわけではありません．淡いすりガラス陰影などを中心とする肺炎などは，呼吸器内科医であっても胸部X線写真だけで診断するのは時に難しい場合があります．よって画像診断への過度な依存は避けるべきであり，「陰影がはっきりしないから肺炎ではない」と考えるのは往々にして危険です．

　やはり患者さんの症状，呼吸回数などのバイタル所見，聴診などの身体所見をしっかり把握して総合的に診断する必要があります．こうした画像診断のみに頼らない肺炎の診断について，有名なスコア化された基準があります（表1，表2）．

表1　Diehr rule

所見	スコア	Total score	有病率を3%としたときの肺炎の可能性(%)
鼻漏	−2	−3	0.0
咽頭痛	−1	−2	0.7
筋肉痛	1	−1	1.6
寝汗	1	0	2.2
1日中痰がでる	1	1	8.8
呼吸回数>25回/分	2	2	10.3
体温>37.8℃	2	3	25.0
		4≧	29.4

（Diehr P, et al. J Chronic Dis 1984；37：215-25 より）

診断できたら

肺炎と診断した場合に最も重要になってくるのは，この患者さんを入院治療すべきなのか外来治療でよいのかの判断です．

入院治療か外来治療かを判断する重症度基準は複数ありますが，一般外来診療で最も簡便なのはイギリス胸部疾患学会のCURB-65(表3)と日本呼吸器学会のA-DROP分類(表4)が挙げられます．

表2 Heckerling Score

所見	所見の数	有病率を5％としたときの肺炎の確率(％)
喘息がない	5	50％
体温＞37.8℃	4	25％
心拍数＞100回/分	3	20％
呼吸音減弱	2	3％
Crackles	1	1％
	0	＜1％

(Heckerling PS, et al. Ann Intern Med 1990；113：664-70 より)

表3 CURB-65

Confusion	意識障害あり
Urea	BUN＞19 mg/dL
Respiratory rate	呼吸回数30回/分以上
Blood pressure	収縮期血圧90 mmHg未満または拡張期血圧60 mmHg以下
65	65歳以上

Score	死亡リスク	治療の場
0〜1点	低リスク	外来治療
2点	中等リスク	外来または入院治療
3点	中等〜高リスク	入院治療
4〜5点	高リスク	ICU入院

(Lim WS, et al. Thorax 2009；64(Suppl 3)：iii1-55 より)

表4 A-DROPシステム

Age	男性70歳以上，女性75歳以上
Dehydration	BUN 21 mg/dL以上または脱水あり
Respiration	SpO₂ 90%以下（PaO₂ 60 Torr以下）
Orientation	意識障害（Japan Coma Scaleで判定）
Pressure	収縮期血圧90 mmHg以下

Score	重症度	治療の場
0〜1点	軽症	外来治療
2点	中等症	外来または入院治療
3点	重症	入院治療
4〜5点	超重症*	ICU入院

＊ショックがあれば1項目のみで超重症とする．

（日本呼吸器学会市中肺炎診療ガイドライン作成委員会編．
成人市中肺炎診療ガイドライン．2007より）

　肺の基礎疾患（COPD，間質性肺炎など）をもっている患者さんや，免疫抑制状態の患者さん（抗悪性腫瘍薬やステロイド投与中，脾摘の既往）などは急性増悪をきたし，重症化のリスクがありますので，問診などで確認したうえで慎重な対処が必要になります．

外来治療

　外来治療でいけそうだなと判断した場合，次に抗菌薬の標的とすべき起炎菌を想定する必要があります．
　まず大きな分かれ目になってくるのは，非定型肺炎と定型肺炎という分類になります．非定型肺炎は，マイコプラズマ，クラミジアやレジオネラといったβラクタム系抗菌薬無効の病原体により引き起こされる肺炎を指します．
　非定型肺炎と定型肺炎を判別するための簡便な指標も知られています（表5）．イメージとして，マイコプラズマなどの非定型病原体によるものは，乾性咳嗽が目立つこと，上気道症状・筋炎症状・肝障害といった全身症状を伴う場合があること，などの点においてウイルス感染症と一般細菌感染症の

表5 非定型肺炎と細菌性肺炎の鑑別

判定項目
1. 年齢60歳未満
2. 基礎疾患がない,あるいは軽微
3. 頑固な咳がある
4. 胸部聴診上所見が乏しい
5. 咳がない,あるいは迅速診断法で原因菌が証明されない
6. 末梢白血球数が10,000/μL未満である

1〜6を判定に用いた場合	1〜5を判定に用いた場合
4項目以上が該当する場合,非定型肺炎疑い	3項目以上が該当する場合,非定型肺炎疑い
2項目以下の場合,細菌性肺炎疑い	2項目以下の場合,細菌性肺炎疑い
非定型肺炎の感度は77.9％,特異度は93.0％	非定型肺炎の感度は83.9％,特異度は87.0％

(日本呼吸器学会市中肺炎診療ガイドライン作成委員会編.
成人市中肺炎診療ガイドライン.2007より)

中間のような位置づけでしょうか.

　定型肺炎では,やはり肺炎球菌によるものが最も多く,他にインフルエンザ菌などが主要な起炎菌になります.

　このほかCOPDや慢性気管支炎など肺基礎疾患のある患者さんではモラクセラ・カタラーリス(*Moraxella catarrhalis*),大酒家・糖尿病患者さんなどではクレブシエラ・ニューモニエ(*Klebsiella pneumoniae*)といった細菌も起炎菌として浮上します.

　一般に定型肺炎は自然治癒することは稀であり,非定型肺炎より比較的重症となる場合が多いと考えられます.

抗菌薬選択

　肺炎はある程度起炎菌が決まっているので,その患者さんの状況に応じて頻度の高いものを想定して治療を行う必要があります.起炎菌を決定するのに最も有効な手段は喀痰のグラム染色検鏡や培養同定になりますが,診療施

設や状況によってなかなか施行するのが難しいことが多いと考えられます．

最近では，マイコプラズマの咽頭ぬぐい液からの迅速検査法（リボテストマイコプラズマ®，プライムチェックマイコプラズマ抗原®）が保険適用になり，肺炎球菌も尿中だけでなく咽頭ぬぐい液からも可能な迅速診断方法（p.88 column「ラピラン®肺炎球菌HS」参照）がありますので，有効に活用していくべきでしょう．

抗菌薬の選択ですが，やはり想定される起炎菌に応じて十分かつ必要最低限のスペクトラムをもった薬剤を適切な用量を処方するのが望ましいです．

column

感染症における迅速診断法とPOCT
（Point of Care Testing；臨床現場即時検査）

最近さまざまな感染症に対する迅速検査キットが増えてきました．以前の外来診療と比較して，その場で診断がつけられることから適切な治療の選択が可能となってきました．

現在外来で使用している迅速診断キットで診断できる感染症が増えてきています．風邪の領域では，A群β溶血性レンサ球菌（group A streptococcus：GAS）やインフルエンザウイルス，RSウイルス，アデノウイルスといった気道感染症の診断キットが出てきてから診療がスムースになったような気がします．これによって不要な抗菌薬使用が減ったり，患者さんに対する感染対策が指導できたりと役に立っています．ただ注意する点としては感度・特異度の問題があり，診断の正確性には限界があることを認識しておかなければならないということでしょう．

さて話が少しずれるかもしれませんが，この迅速診断法はPOCTの一環としての検査ということになります．POCTとは日本語では"臨床現場即時検査"と呼び，「被験者の傍らで行われる検査，あるいは被験者自らが行う検査であり，検査時間の短縮およびその場での検査（被験者に見える検査）という利点を有する検査である．そして迅速かつ適切な診療・看護，疾病の予防，健康管理など医療の質，QOLおよび満足度の向上に資するための検査

である」と定義されています（日本臨床検査自動化学会「POCT ガイドライン」）．

　有名なものとして，糖尿病における血糖測定器ということになるでしょうか．自宅で患者さん自身が行い，血糖の管理をするという患者主体になった治療参画という点にも POCT の目的があるということです．そのほか急変時緊急検査や心筋梗塞，心不全，不整脈，喘息といった疾患での検査も，その日のうちに結果が出せる検査および検査の仕組みです．

　話を戻しますが，感染症の診断キットにもさまざまなものが開発されてきています．最近の話題では，エボラウイルス感染迅速キットが開発されたことです．これから日常診療に役立つ新しい感染症診断キットが開発されることを期待しています．こういった診断方法に頼りすぎるのもいかがなものかとは思いますが（医療費がかさむ？），抗菌薬の使用基準がわかりやすくなることと，患者さんにも抗菌薬の必要の有無を説明しやすく，納得してもらえるので，有用ではないでしょうか．

（橋口一弘）

注意すべきこと

　たとえばレボフロキサシンやモキシフロキサシンといった，いわゆるレスピラトリーキノロンと呼ばれる系統の薬剤は，非常に広範な抗菌活性をもち肺炎診療の切り札的な薬剤ですが，問題になるのは広範すぎて結核菌にも多少効いてしまう場合があることです．肺炎と診断してクラビットを使って少し良くなったが治りが悪く，しばらくだらだらと続けていてもすっきりせず，そのうち悪化して再検査したら結核菌が検出され，しかもその結核菌は耐性菌化していた，といったストーリーを呼吸器内科医は比較的よく耳にします．結核による肺炎は常に気にかけておいたほうがいいかもしれません．

　最も多い肺炎球菌肺炎は伝統的な抗菌薬であるペニシリン系が今でも十分な効果を示しますし，マイコプラズマ肺炎はマクロライド耐性菌の問題が出てきていますが，やはりマクロライドでも治療可能な場合が多いです．

基礎疾患がある患者さんや，中等症の患者さんにはレスピラトリーキノロンの使用を積極的に考慮してよいと思われます．

> **処方例**
> ●マイコプラズマ肺炎やクラミジア肺炎が疑われる場合
> 　→気管支炎の処方例(p.121)を参照
> ●定型肺炎が疑われる場合
> 〈軽症〉
> サワシリン® 250 mgとオーグメンチン® 250 mgそれぞれ1錠1日3回内服
> 〈中等症もしくは基礎疾患あり〉
> サワシリン® 250 mgとオーグメンチン® 250 mgそれぞれ1錠1日3回内服
> クラビット® 500 mg 1錠1日1回
> アベロックス® 400 mg 1錠1日1回

さて，ここから先は風邪をひいた後の咳症状と少し離れてくるかもしれませんが，外来受診する患者さんで「風邪のあと，もう1か月以上も咳が止まらない」といった主訴で来院されることを経験します．遷延する咳ということで，慢性化した咳嗽についてもここで少し記載しておきます．

遷延性咳嗽または慢性咳嗽

一般に3週間以上8週間未満継続する咳症状を遷延性咳嗽，8週間以上続くものを慢性咳嗽と分類します．いままで述べた"咳"と異なり，感染症が原因のものは減少し，他の種々の要因が増加してきます．

慢性咳嗽の原因となる疾患は日本と欧米などで頻度が異なっており，人種や生活環境などの影響があるのかもしれません．日本では，咳喘息やアトピー咳嗽が多いとされ，他に胃食道逆流，感染後咳嗽，副鼻腔気管支症候群，後鼻漏などが知られています．

どのような対応を考えるか

このタイプの咳の診療では，急性咳嗽と異なり急いで治療をするというより，原因となる疾患を診断することに重点が置かれます．患者さんは咳症状が続き不安で焦っているので，すぐに咳を止めてくれ，といわれることも多いです．しかし，それに押されて安易な対症療法に走ると重大な疾患を放置してしまう結果になりかねないので，まず患者さんに原因疾患特定の重要性をしっかり説明して，冷静に系統だった鑑別診断を行うことが重要です．

したがって，まずは治療よりも，見落としてはいけない疾患を除外する，ということを優先します．

どんな疾患を考えるか

肺癌などの悪性腫瘍および肺結核・咽喉頭結核といった比較的慢性的な経過をたどりうる感染症を除外することです．それゆえ，このタイプの咳で受診された患者さんに対しては胸部X線や胸部CTなどの画像検査は必須です．また喀痰培養検査(抗酸菌培養含む)も考慮されます．肺結核は画像検査

である程度鑑別できますが，他に咳症状をきたす咽喉頭・気管気管支結核などは画像診断では難しい場合がありますので，結核患者接触歴や免疫抑制状態にある患者さんなどには積極的に喀痰検査を考慮します．また喀痰細胞診も肺悪性腫瘍の検索・診断に有用な場合があります．

　上記疾患が除外される場合，日本人で多いのは咳喘息・アトピー咳嗽といった病態になります．それらを鑑別していく際に，喫煙歴の有無（COPDの鑑別），呼吸機能検査（気管支喘息との鑑別），喀痰症状の確認（副鼻腔気管支症候群との鑑別）などを行います．咳の症状の日内変動や季節性変動がある場合は，咳喘息やアトピー咳嗽を疑う所見となります．また胸焼けなどの胃食道逆流症状，後鼻漏などの症状を確認します．ただし，これらは患者があまり自覚していない場合も多く，薬剤による診断的治療を行う場合も多いです．血液検査では，咳喘息やアトピー咳嗽で上昇することがある総IgE値や特異的IgEや，必要に応じて百日咳の抗体価，結核症におけるクォンティフェロン®TBゴールドやTスポット®．TB検査を行うことがあります．

　やはり咳といっても緊急を要する疾患が隠れていることがあります．このような"咳"は，全体からみると非常に少ないですが，確実に拾い上げる必要がある"咳"です．

　代表例は，重症肺炎，急性心不全，呼吸器疾患の急性増悪，稀ですが肺塞栓症などが挙げられます．いずれも程度の差こそあれ呼吸状態の悪化を伴うのが特徴です．患者さんの呼吸困難症状の訴えはもちろん，客観的所見としては呼吸回数の増加やSpO_2の低下を認めることがほとんどだと思います．

　こうした症状を伴う"咳"は，緊急疾患である可能性を念頭に置き，迅速な対応が必要となります．

漢方を使おう

咳
喘鳴，熱の有無，症状のでかた
一日中か，昼間に悪化，場所で悪化，夜間に悪化，慢性的な咳嗽

石井恵美，米田吉位

乾性咳嗽

　発作的に咳が起こり，咽喉がひっつくような感じの咳には麦門冬湯㉙がよく効く．痰は少ないが切れにくく，声が枯れやすい場合には有効である．夏ばてや放射線療法後などの口乾で咳を認めるような際には，麦門冬と五味子を含む清暑益気湯⑬⑥は有効である．易疲労で寝汗もある際や感冒や気管支炎後の残存する乾性咳嗽などには補中益気湯㊶もよい．保険内ではエキス顆粒や錠剤などの選択が可能であり，適宜選択するとよい．口の乾燥感を訴える患者にはエキス顆粒がパサつき飲みにくさを訴えることがあるため，エキス顆粒や細粒の種類，錠剤などの選択や白湯に溶かしての内服を勧めるとよい．

症例❶

　29歳，女性．会社のクーラーが強すぎて，夏になるとしょっちゅう風邪をひいている．マスクをして，ひざ掛けなども使っているが，すぐにのどが痛くなり，咳が止まらなくなる．清暑益気湯7.5g 3×毎食後開始．併せて，寒さ対策のために，スカーフなどで首を守ること，手首足首も衣服や靴下などで覆うことを指導（風邪の邪気は首のあたりのツボから侵入すると考えられており，風門，風治などというツボの名前が付けられている）．

　3週間後の再診では，「この間は風邪をひいていません」「たくさん着るよりも，隠す場所を変えただけで，冷え方が全然違います」とのこと．薬＋ちょっとした工夫で良くなった例である．

湿性咳嗽

長引く咳で，粘稠痰，慢性気管支炎などでは清肺湯⑨⓪，鼻炎や鼻茸を併発している湿性の咳嗽では辛夷清肺湯⑩④もよい．喘息の既往があり風邪をひいてはゼーゼーしやすい際には柴朴湯⑨⑥も小柴胡湯⑨＋半夏厚朴湯⑯であり有効である．また，喘鳴ほどひどくはならないが，頻繁に咽喉頭炎後には咳が続く際には，参蘇飲⑥⑥を初期症状から用いるのもよい．痰を減らし，咳を止める作用があり，麻黄を含まない製剤であるため，麻黄の副作用を考慮すべき際には使用しやすく，麻黄含有の五虎湯⑨⑤や麻杏甘石湯⑤⑤，神秘湯⑧⑤などとは使い分ける必要がある．喘息様の咳嗽で，口渇，自汗の傾向で麻杏甘石湯は有効で，また飲みやすいことから，小児にも服用しやすく，よく効く．湿性の咳嗽で痰が多い際には，二陳湯⑧①を併用することもよい．水様性鼻汁，くしゃみや湿性の咳嗽を認める際には小青竜湯⑲も有効なことがあるが，背部に悪寒を感じる際には効きやすく，鎮咳作用を増強して使用する際には小青竜湯に麻杏甘石湯や五虎湯を併用することもある．

症例❷

38歳，男性．長年の喫煙がやめられない．「のどや肺に悪いのはわかっているんですけれど，職場でも家庭でも周りも喫煙者ばかりで…」．いつも湿った感じの痰がからんだ咳が出るとの相談．本来なら禁煙外来，禁煙指導が王道だが，清肺湯9g3×毎食前を処方．

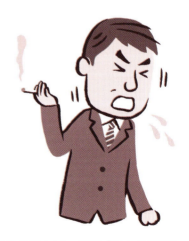

1か月後の再診では，「痰がだいぶ減って助かります」「子供ができて，結婚することになったので，良い機会なのでタバコもやめます」とのこと．症状が軽くなることで，逆に「こんなに苦しかったんだ」と知り，禁煙につながることもある．

喘鳴

　気管支喘息，喘息性気管支炎，百日咳には麻杏甘石湯は飲みやすく有効である．麻杏甘石湯に桑白皮が加わり，鼻汁や咳止めを強化したものが五虎湯であり，保険適用で錠剤も選択可能であり使いやすい．ストレス性の喘鳴には柴胡＋紫蘇葉が入る神秘湯もよく，気滞，ストレス過多，腹満などを認め，梅核気といわれる咽頭に梅干しの種がひっかかったような症状を訴える際には，半夏厚朴湯もよい．慢性的に喘息症状があり悪化する際には小柴胡湯＋半夏厚朴湯の柴朴湯もよいが，黄芩含有製剤であり，肝機能障害の副作用，間質性肺炎には注意を要する．神秘湯は構成からみると柴朴湯に麻杏甘石湯を加えたような処方になっている．

症例❸

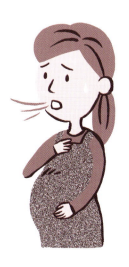

　30歳，女性．小児期に長らく喘息で苦しんだ経験がある．20歳を過ぎてからは大きな発作もなく過ごしていた．昨年結婚したために，挙児希望あり，なるべくならば漢方で治療したいと希望あり受診．漢方にも副作用がありうること，現在のステロイド吸入薬は体内への吸収は少ないことも説明したうえで，風邪のとき，季節の変わり目でヒューヒューしそうなときに服用するということで，五虎湯3錠（1回分）として，発作が強くなりそうな時は2，3日継続して服用することを約束し処方．

　約2年後再診．「喘息がひどくなったのかな」と思い，外来へ通すと，子供を抱いての受診．「風邪をひく暇もないくらい子育てが大変です」とのこと．

付　発熱症状が主訴

橋口一弘

　風邪には発熱がつきものですが，発熱症状単独で耳鼻咽喉科を受診する患者さんを経験したことがありません．column(p.8)で紹介した田坂先生の論文には，高熱のみの症状を診たときに，急性腎盂腎炎，急性前立腺炎，肝膿瘍，化膿性胆管炎，感染性心内膜炎といった疾患による敗血症，特殊な感染症，ウイルス感染症などを鑑別診断することが必要であると述べられています．

　こういった疾患の診断また治療経験などがないことから，発熱が主訴で来院した患者さんの対応については，全身を診察する漢方の先生にご執筆いただきました．

漢方を使おう

発熱　高熱，微熱，初期か５日目くらいか，再燃か

石井恵美，米田吉位

高熱

保険適用製剤にはないが大青竜湯(だいせいりゅうとう)は高熱に有効であり，この処方に近い形は麻杏甘石湯(まきょうかんせきとう)(55)＋桂枝湯(けいしとう)㊺，麻黄湯(まおうとう)㉗＋越婢加朮湯(えっぴかじゅつとう)㉘，麻黄湯＋麻杏甘石湯などである．麻黄剤に桔梗石膏(ききょうせっこう)[324]の加味も清熱を増強できうる．日本においては感冒の代表薬である葛根湯(かっこんとう)①も石膏などを併用することで，対処できる範囲が広がる．また，内服の仕方，内服時間が初期には重要である．１回量を２～３時間間隔で服用させることもある．（基本的には漢方薬の単独投与を原則とするが，治療開始日には，診察直後に１包，夕食前，帰宅後に１包，眠前に１包で３回服用させ，その後はできるだけ安静に，保温し，臥床で養生を指示する．）ただし，高熱時に使用する漢方薬は麻黄含有製剤が中心であるため，麻黄による交感神経刺激作用による副作用には考慮すべきであり，循環器疾患，甲状腺機能亢進症状，前立腺肥大症などでは慎重投与が必要である．また，胃部不快症状が出現する際には，食後に内服するように指示するか，二陳湯(にちんとう)(81)や六君子湯(りっくんしとう)㊸の併用も有効である．保険適用はないが，地竜(じりゅう)も熱に対しては使いやすい．

微熱，ほてり

高熱の解熱後，夕方になると微熱が起こる際には柴胡剤が有効である．頸部リンパ節に炎症の波及を起こしやすい際には小柴胡湯加桔梗石膏(しょうさいことうかききょうせっこう)(109)，腹痛や軽度自汗傾向の際には桂枝湯＋小柴胡湯(しょうさいことう)⑨の合方である柴胡桂枝湯(さいこけいしとう)⑩，さらに虚証で冷え，貧血気味で，往来寒熱（熱が上がったり下がったりする症状）には柴胡桂枝乾姜湯(さいこけいしかんきょうとう)⑪がよい．

第2章 その"風邪"の正体は？

高熱後に味覚，嗅覚消失

　鼻腔に炎症が強く残存している際には辛夷清肺湯⑭がよく，慢性的に症状が出現している際には麗澤通気湯がよいが保険内では使用できないため，葛根湯加川芎辛夷②＋川芎茶調散⑭＋参蘇飲⑥の併用で近い処方内容になる．嫌なにおいが気になる際には加味八脈散がよいがこれも保険適用製剤にはない．

ほてり

　顔に赤みのあるほてりには黄連解毒湯⑮がよく，冷えがなく，口渇があれば白虎湯を用い，比較的冷たいものを好んで飲んでいる傾向がある．ホットフラッシュのようなほてりには桂枝茯苓丸㉕を用い，動悸などの発作的症状にほてりを認める際には苓桂朮甘湯㊴がよく，神経症状が多い際には苓桂甘棗湯などもよい．しかし，甘草含有量が多いため，長期的に1日3回処方する際には甘草による偽アルドステロン症（低カリウム血症，浮腫，高血圧，ミオパチーなど）の副作用に対する注意が必要である．他科にて漢方薬内服がされていないかも昨今は確認が重要である．整形外科では足のつりや痛みに芍薬甘草湯㊸が処方されていることが多く，甘草は6g/日であるため，長期に処方されている際にはまず電解質のチェック（特にカリウム）をしておくことが望ましい．

持続する悪寒

　冷え症で，咽頭痛を訴える際には麻黄附子細辛湯⑫，胃腸の弱い感冒には香蘇散⑰，温かい汁物を食べるとすぐに鼻汁が出てしまうような自汗傾向の感冒には桂枝湯はよい．胃弱傾向で悪寒に咳を認めるような際には参蘇飲もよい．水様性鼻汁，冷え，尿量減少傾向で背部に悪寒を認める際には小青竜湯⑲もよい．

頭痛

　肩こりを伴う後頸部の頭痛には葛根湯がよく，葛根が倍量入っている製剤

もあり（製薬メーカーにより内容の生薬の量が違うことがある），肩こりが著明な際には効果的である．ひどい吐き気と手足の冷えのある片頭痛には呉茱萸湨㉛が有効であり，風邪をひきやすいタイプの頭痛には川芎茶調散もよい．めまいや胃腸の弱い際には半夏白朮天麻湯㊲もよい．浮腫傾向，自汗，口渇が強く，尿の出が悪い際には五苓散⑰が有効な頭痛もある．

症例 ❶

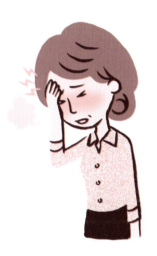

40歳，女性．風邪をひきやすく，すぐに熱っぽくなり，頭痛が一緒に出てしまう．いつもは市販の鎮痛解熱薬を買って飲んでいる．ただし，鎮痛解熱薬を飲むとどうもむくみが出るために，何か良い漢方薬はないかと相談．川芎茶調散7.5g 3×毎食後を2か月分処方した（海外出張が多く，頻繁に来院できないとのこと）．半年後再診，「頭痛が減りすっかり市販薬を買わなくなりました」とのこと．

第3章

小児の"風邪"の正体は？

1 自ら症状を語れない小児をどう診るか

藤野元子

　小児に不慣れな先生方からは,「子供は泣くだけで,どこが悪いのか分からない」と聞きます.しかし,小児科医にとっては大人よりもよっぽど分かりやすい対象です.小児はそのほとんどが基礎疾患となるものをもたない,あっても複数にまたがらないため,成人よりもフォーカスが絞りやすく,アプローチの方法が単純化しやすい傾向にあります.周囲での流行状況などのヒントもあります.

　一方,想定以上に早く悪化する場合もあるので,小児の特徴を理解して診療にあたることが重要です.

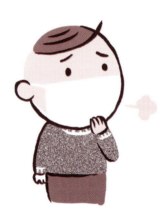

小児の特徴を知ろう

大人とは異なる，小児特有の特徴があります．
- 展開が早い
- 予備能力が少ない
- こじらせやすい
- 症状が長引きやすい

展開が早い

"風邪"のほとんどがウイルス感染で，小児はおのおののウイルス感染で初感染像を呈します．母体からの移行免疫が残っている間は軽症化されるものも多くありますが，その時期を過ぎてからの感染は，ウイルスのもっている力がそのまま表現されてきます．いきなり高熱になったり，発熱の期間が長かったりします．半日で全身状態，呼吸状態が悪化することもありますので，現在の状態だけでなく，先の予測を立てながら治療にあたることが重要となります．

予備能力が少ない

水分必要量が多いため，短期間の哺乳不良や飲食不良，嘔吐・下痢などにより簡単に脱水症状を起こします．脱水症状には低血糖を伴うことが多くあります．これは糖を貯蓄する肝臓，筋肉などが小さいためです．

column

典型的な低血糖

「4 歳児．遊園地で大はしゃぎ．疲れて夕飯を食べずに寝てしまった．翌朝なかなか起きてこないので寝かせておいた．10 時過ぎても起きてこない．無理やり起こしたら様子が変なので慌てて外来受診した」

これは典型的な低血糖の症例です．特にやせ形の小柄な子にありがちなパターンです．体格が大きくなるまでは気をつけましょう．　　　　　　　（藤野元子）

こじらせやすい

　小児の免疫状態は大人よりはるかに未熟です．特に一部の細菌（Hib：*Heamophilus Influenzae* type b や肺炎球菌などの莢膜をもっているタイプ）に対しては2歳までは決定的に弱く，なかなか自前の抗体が作れません．5歳くらいでやっと大人並みの免疫状態となります．集団生活が始まったばかりの保育園児などでは，通園開始1か月程度で肺炎球菌やンフルエンザ桿菌などの細菌保菌率が上咽頭で 70 〜 100 ％になるといわれていて，しかもなかなか排除できないため保菌状態が長く続きます（肺炎球菌の保菌率は成人で5％未満とのデータがあります）．

　保菌しているだけなら問題ないのですが，ウイルス感染などで粘膜損傷が起きた後，もともと病原性のある菌では侵襲性を発揮し細菌の混合感染を起こしてしまいます．これがいわゆる"風邪をこじらせた"状態です．"こじらせた状態"では，上気道炎だけでも発熱期間が長い（中耳炎や副鼻腔炎を併発していることが多い），下気道炎併発などが多く，抗菌薬が必要となります．乳幼児期の抗菌薬使用率は他の年齢層に比べ圧倒的に多くなります．

column

肺炎入院のシーズン

　小児科で肺炎入院が多いのは春と秋〜冬です．秋〜冬は RS やインフルエンザの流行時期と重なりますが，春シーズンでの肺炎は CRP 高値の細菌性肺炎が多くなります．保育園や幼稚園が始まって1，2か月目の子供たちが多いです．高率な保菌状態になったところにウイルス感染が来て，混合感染を起こしてしまうからです．

（藤野元子）

症状が長引きやすい

　ウイルスの初感染は再感染時と異なり，粘膜損傷はきつくなります．さらに集団生活が始まった小児は，さまざまなウイルスの初感染に漏れなく罹患してしまうため，治った後にすぐ次の"風邪"をひく状態になり，粘膜損傷が治りきらなくなります．気道構造の小ささ，アデノイドや扁桃腺などのリンパ組織の相対的な大きさも加わり，鼻水，鼻づまり，咳症状が長く続くことも多くなります．気道過敏性による喘息症状を呈することもあります．

　下痢も0歳児で長引く傾向をよくみます．

column

保育園，幼稚園が始まった1年間の"風邪"

　保育園，幼稚園が始まった1年間は"風邪"をひきまくります．2年目になると「それは去年かかったわ」という感じで"風邪の先輩"になり，大崩しなくなります．初めてのお子さん，お孫さんのときは，親や祖父母も"風邪"がうつって発症することが多いので，気を付けましょう．

（藤野元子）

まずはトリアージをする

　言葉では話せなくても，全身状態，表情が物語っていることがあります．小児では視診がとても大切です．バイタルを測るより実は重要です．

緊急を要する可能性がある症状

- ぐったりしている．
- 泣かない．
- 遊ばない，興味を示さない．
- 顔色が悪い．
- 視線が合わない．
- 呼吸パターンがおかしい．

など．

　逆に，活気がある，大きな声で泣ける，診察に抵抗できるのであれば，ゆっくり診察しても大丈夫でしょう．

　なお，生後3か月未満の発熱ではB群レンサ球菌(GBS)感染症や尿路感染症など，重症感染症になりうるものの可能性が他の月齢より高いため，基本的に入院のうえ精査・加療を行います．

親からの情報をいかに引き出すか

　小児は自ら語ってくれない分，周囲の人，特に親からの情報はとても重要になります．親から聞き取りたい情報は以下の通りです．

- 発熱や元気度など
- 鼻汁について
- 咳について
- 嘔吐について
- 下痢について

発熱や元気度などの全体的なこと

- いつからどんな症状があるのか．
- 発熱のパターン．アップダウンするのか，上がったままなのか．
- 活気はあるか．ぐったりしているか．
- ミルクは飲めているか．食事はどれくらい取れているか．
- 排尿回数・量はいつもと同じか．変なにおいがするか．
- 排便回数はいつもと同じか．便の性状はどんな風か．
- 既往歴．
- 通園歴．
- 周囲での流行状況．

鼻汁について

- 咳と鼻汁，先行症状はどちらか．
- 鼻汁は水様性か，膿性か．どんな色をしているか．鼻閉感があるか．
- 鼻呼吸か口呼吸か．いびきをかくか．夜間無呼吸になることがあるか．

咳について

- 乾性か湿性か．
- 咳のパターン．一日中出ているのか，時間で変わるのか．どんな咳をする

のか，真似してもらうとよい．
- 呼吸の仕方．呼吸が速くないか．肩呼吸していたか．胸が凹むような呼吸をしていたか．
- 顔色が悪くなったか．
- 入眠できているか．途中で起きてしまうことがあるか．座位のほうが楽そうか．
- 咳こみ嘔吐はあるか．
- ゼーゼー，ヒューヒュー聞こえるときがあるか．抱いていて手に振動が伝わることがあるか．

嘔吐について

　どんな状況で嘔吐するのか．ほかに症状を伴っているか，などを確認します．

　小児の嘔吐にはさまざまな原因がありますが，親御さんは「吐いた」としか言ってくれません．そして，吐くのはすべて胃腸炎が原因と思っている親御さんもいます．どんな状況で吐いたのか，付随する症状はあるのか，詳しく聞いて判断する必要があります．

- 気持ち悪そうに吐いた⇒胃腸炎，頭痛

　下痢を伴っていれば胃腸炎のことがほとんどです．しかし胃腸炎の初期では下痢出現前のこともあり，経過をみながら判断します．頭痛由来のときは，髄膜炎，頭蓋内出血などの脳占拠性病変，てんかん，片頭痛などを考える必要があります．緊急を要する場合があるので，意識状態，頸部硬直の有無，瞳孔の状態などを診るようにしましょう．

- 咳こんで吐いた⇒気道感染症，誤嚥

　気道感染症での咳こみ嘔吐は小児ではとてもよくみられる症状です．嘔吐反射が強いためですが，痰を自力で出せない小児では咳こみ嘔吐は排痰に役立つため，かえって良い場合もあります．しかしその頻度が多いと脱水や食事摂取不良に繋がるため，注意が必要です．

誤嚥による咳こみ反射・嘔吐を疑うときは，緊急性を要することが多くなります．

◉ 食べると吐く⇒腹部膨満

吐き続けるようであれば腸閉塞などを疑います．一方，1日1回程度の嘔吐が数日続くなら便秘が原因であることがほとんどです．

「ミルクを飲んでは大量に吐く」場合，胃軸捻転や幽門狭窄症をルールアウトする必要があります．ミルクを必要以上に与えすぎて吐いている場合もあるので，1回のミルク量も聞くようにしましょう．

◉ ○○を食べると吐く⇒アレルギー

蕁麻疹などが伴えば分かりやすいですが，特定の食物の後に吐くようであればアレルギーを疑います．

下痢について

◉ 便の性状と回数

母乳の時期は緩い便の児が多く，哺乳ごとに排便する児もいるくらいです．水様性下痢に見えますが，赤ちゃん期では普通です．この時期の下痢の判断は，いつもより回数・量が多いか，においが変か，体重が減った感じがあるかで総合的に判断します．

◉ 血便が出るか

血便の性状により緊急度が変わってきます．

■ 固い便の表面に線上・点状の血がつく　⇒裂肛でしょう．単純に肛門より大きく硬い便が排泄され切れてしまうのが原因で，緊急性はありません．肛門の6時，12時方向に多い傾向があり，裂肛を繰り返す児では12時方向に皮垂（切れた所の修復で皮膚が余ったもの，通称"みはりいぼ"）をよく見かけます．

■粘膜が剥がれたような粘血便　⇒胃腸炎に伴って出現することがあります．ウイルス性腸炎でも時に粘血便が見られることがありますが，その多くが少量です．この場合下痢の治療だけで問題ありません．粘血便の量が多い，鮮血に近いなどがあれば細菌性を疑います．

■イチゴジャム状の粘血便　⇒腸重積が考えられます．腸の重積によって阻血・剥がれた粘膜が出てきます．イチゴジャム状の粘血便がないからといって腸重積を否定はできません．病初期にはまだ粘膜が剥がれていないだけかもしれないからです．腸重積を疑う他の症状があるかなど，総合的な判断が必要です．

■一面が血である，便成分が少ない　⇒メッケル憩室などからの出血が疑われます．

呼吸数，脈拍，血圧は年齢によって正常値が変わる

月齢，年齢によってバイタルサインの正常値が変わります（表1，図1）．

表1 呼吸数・脈拍・体温正常値

	呼吸数	脈拍（平均値）	
出生児	30〜60/分	70〜170/分	（120/分）
1〜7日	40〜50	100〜180	（140）
7日〜1か月	30〜40	110〜188	（160）
1か月〜1歳	26〜34	80〜180	（120〜130）
1〜2歳	20〜30	80〜140	（110）
2〜6歳	20〜30	70〜115	（100）
6〜10歳	18〜26	70〜110	（100）
10〜18歳	15〜24	50〜95	（70〜75）

	体温（腋窩温）
新生児	36.7〜37.5℃
乳児	36.8〜37.3
幼児	36.6〜37.3
学童	36.1〜37.5

（Bed-Side MEMO 小児科―実地医家のためのノーハウ．第4版．大阪：世界保健通信社：1988 より）

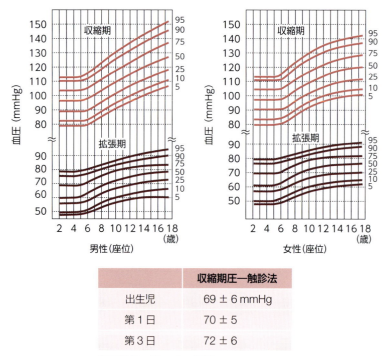

図1 血圧
(Bed-Side MEMO 小児科―実地医家のためのノーハウ. 第4版. 大阪：世界保健通信社；1988 より)

2　乳幼児期によくある"風邪"

藤野元子

鼻汁先行型

症例 ①

10か月児．4日前から鼻汁が出ていた．2日前から38℃台の発熱があり，だんだん咳が強くなって，ゼーゼーし始めたため来院した．保育園で同症状の児がいる．

　冬季であれば，まずRSウイルスによる気管支炎を疑います．RSウイルスは2歳ぐらいまでにほぼ100％の児が罹患するといわれ，集団生活の場で1人発症者が出れば，3～5日後には同室児のほとんどが発症してしまうほど感染力があります．

　RSウイルスは重症化することも多々あり，たかが"風邪"と侮ってはいけない疾患です．

RSウイルス

特長

- 感染力が非常に高い．
- 冬季に最大の流行があるが，その他の季節でも流行はある．
- 下気道感染を起こしやすい．→細気管支レベルで air trapping を起こし，過膨張をきたすことがある．
  "吸った空気が出ていかない→吸えない" 呼吸困難をきたす．
- 気道損傷が激しい．→細菌の混合感染を引き起こしやすい．
  　　　　　　　　→その後の気道過敏を誘発しやすい．

- 咳症状は 3 〜 5 日目が最も重い．気道炎症＋分泌物の多さから呼気性喘鳴をきたしやすい．急な悪化も多くみられる．
- 無呼吸発作をきたすことがある．
- 初感染時には 5 日程度発熱が持続する．再罹患を繰り返し，だんだん軽症化していく．
- 中耳炎併発が 1/3 程度ある．
- 肺，心臓などの基礎疾患がある児では特に重症化しやすい．

治療

去痰薬や気管支拡張薬，吸入・吸引などの対症療法が中心となります．細菌の二次感染が疑われる場合は抗菌薬の投与も必要になります．下気道損傷が強かった症例では，その後気道過敏性喘息が 1/4 の症例で発症するといわれています．

類似疾患

RS を疑う症状でありながら，RS 迅速で陰性となる場合，しかも季節が春である場合は，ヒトメタニューモウイルスである可能性が高くなります．2014 年からは肺炎を疑う例でヒトメタニューモウイルスの迅速検査が保険適用になりました．

鼻汁型はライノウイルスでも認められます．ライノウイルスは単なる鼻風邪と思われていますが，時には喘息を誘発したりします．

column

罹患後の気道過敏

RS 罹患後の気道過敏は，臨床的に半年から数年続くことがあります．抗ロイコトリエン薬を罹患後最低 3 か月継続すると，その率が半減することが海外の研究により判明しました．

罹患後の気道過敏を誘発させやすいものとして，他にマイコプラズマや百日咳などがあります． (藤野元子)

咳先行型

症例 ❷

4歳児．発熱が5日間持続している．発熱の少し前から咳は出ていたが，どんどん強くなって眠れなくなった．咳は1日中出ている．2週間前兄が咳をし始め，今も咳が続いている．

年齢要素，発熱・咳の状況からまずはマイコプラズマを疑います．鑑別疾患としてクラミジア，百日咳が挙げられます．クラミジアでは臨床的にマイコプラズマとほぼ同症状か少し軽い印象で，同じ治療で対応可能なため，抗体価などで後にクラミジアであることが判明することがほとんどです．

小児期のマイコプラズマの特徴；マイコプラズマの初感染像

- 長い発熱期間（5〜10日に至るものもある）．
- 聴診所見と咳症状の解離．
- 肺雑音が聞こえない段階でも，すでに無気肺を呈していることが多い．胸部X線写真を撮らない限り分からないことも多い．
- 成人のような間質性肺炎像ではなく，肺の区域に一致する無気肺像を呈しやすい．
- 胸水で急速に呼吸困難に至ることもある．
- マイコプラズマ菌体により誘発された自己免疫性炎症が本体なので，免疫が未熟な幼少期には顕性化しにくい．
- 川崎病に進展するケースもある．
- 治療の第一選択薬はマクロライド系抗菌薬．感受性なら内服3日目には解熱することが多い．

近年，小児領域でマクロライド耐性マイコプラズマが増加しています．このときの第二選択薬として，歯の形成終了以前であれば小児用ニューキノロ

ン系薬であるオゼックス®，それ以降であればミノマイシン®もしくはオゼックス®が有効です．最初からオゼックス®を選択する先生も多いようですが，ニューキノロン系薬剤は耐性獲得が他の薬剤に比べ早い傾向にあり，多用するのは危険です．適正使用を心がけてください．

マイコプラズマと百日咳

　年少児では，マイコプラズマは顕性化しにくく，百日咳はワクチン効果で非常に軽症化します．一方，年長児，特に学童以降ではマイコプラズマ，百日咳ともに強い症状を起こす可能性があり，鑑別に迷うことが多々あります．

百日咳を疑うポイント

- 百日咳成分含有ワクチン(DPT もしくは DPT-IPV)を接種していない児では，症状も血液データも典型像を示す．なお，ワクチンを1回でも接種すると，もはや血液像ではリンパ球異常増多の典型例をとらない例が多い．
- 百日咳成分含有ワクチン接種児で，発熱を伴わない長い咳．
- 乾性咳嗽の時期がより長い．
- 出だすと止まらない咳(スタッカート)，咳の途中で特有の息継ぎ(whoop)をする．
- 周囲に同症状の者がいる場合，年齢の高いほうが症状が重い傾向がある．

マイコプラズマを疑うポイント

- 長い発熱を伴う．
- 最初は乾性咳嗽で途中から湿性咳嗽．乾性咳嗽の期間は百日咳ほど長くない．
- 画像で無気肺を伴っている．
- 周囲に同症状の者がいる場合，年齢の高いほうが症状が軽い傾向がある．

　現実的には最終的に抗体価検査で判明することが多くなります．

発熱先行型

症例 ❸

1歳児．突然39℃台の発熱が出現した．その他症状なし．保育園で発熱の児が何人かいる．

考えられるのは，インフルエンザ，ヘルパンギーナ，溶連菌などです．周囲で同症状の者がいないとき，尿路感染症や突発性発疹も考えられます．

インフルエンザの場合

年長児，学童であれば「関節が痛い，頭が痛い」など随伴症状を訴えます．鼻汁，咳嗽は数日たってから顕性化してきます．インフルエンザA型は上気道症状が強く，インフルエンザB型は初期から胃腸症状を伴うことが多くなります．熱性痙攣を伴うことが他のウイルスに比べ多い傾向にあります．

抗インフルエンザ薬の使い分け

抗インフルエンザ薬には内服のタミフル®，吸入のリレンザ®，吸入のイナビル®，注射薬のラピアクタ®があります．いずれもノイラミニダーゼ阻害薬で，感染した細胞から新しいインフルエンザウイルスが出芽するのを抑制することで増殖を鈍らせることができます．増殖しきってしまった後に薬を始めても"時すでに遅し"で，発病48時間以内の投与が望まれます．薬開始後1.5日前後で解熱効果が得られます．

❖ タミフル®

A香港型（H3N2）のノイラミニダーゼのタンパク構造解析から，その立体構造にすっぽりはまる構造をもつ物質を作り出したのがタミフル®です．立体構造がA香港型（H3N2），Aソ連型（H1N1），B型で若干異なるため，後者2型ではタミフル®の切れ味が若干劣り，特にB型では切れ味が鈍い印象があるかもしれません．

1日2回5日間処方が原則です．途中で中断してしまうと，抑え込んでいたウイルスがいっせいに出芽してしまうため，症状がぶり返す可能性があり

ます．最後まで継続的に内服しましょう．

　基本的に1歳以上で処方可能です．10歳代は異常行動との関連が否定できず，処方しないよう勧告が出されています．

❖リレンザ®

　吸入薬で1日2回5日間処方です．吸入薬であるがゆえに，インフルエンザが増殖している上咽頭周囲の組織内濃度がタミフルより高めに出ることと，A香港型，Aソ連型，B型いずれのノイラミニダーゼにも構造的にしっかり結合するため，タミフル®に比べ理論上若干切れ味が良い可能性があります．実臨床の場では上手に吸入できたかなどの要因も絡むため，理論通りにはならないこともあります．また，喘息の人には吸入という機械的刺激で喘息発作が誘発される可能性もあるので，注意が必要です．

❖イナビル®

　初回のみの吸入で効きます．リレンザ®の徐放剤と思ってください．1回だけですから上手に吸入できないと効果が減弱します．小児では上手に吸入

---

column

異常行動とタミフル®

　異常行動は基本的にインフルエンザそのものが原因で起こりますので，どの薬剤使用中でも報告例があります．日本ではインフルエンザと判明すればほとんどの医師は抗ウイルス薬を処方しますし，かつタミフル®の処方が圧倒的に多いため，タミフル®内服時の異常行動が目だってしまった，というのが実情です．

　もし異常行動が起こったとき，10歳代では体格も大きくなり異常行動を他人が制御できない可能性があるため，念のためタミフル®を処方しないよう勧告が出されました．しかし異常行動は10歳代に限ったことではないため，小児科医は10歳未満でタミフル®を処方するときにも「異常行動の可能性があるため，特に初期2日間は子供をひとりにしないように」と保護者に注意しています．これは他のインフルエンザ薬を処方するときも同様です．

（藤野元子）

できる児だけに処方し，医師や薬剤師の目の前で吸入するよう指導します．
❖ラピアクタ®

タミフル®の注射薬と思ってください．徐放剤なので，1回投与のみです．重症例では翌日2回目も許可されます．点滴を取る必要性のある場合や，内服や吸入ができない場合などで使用されます．

ヘルパンギーナの場合

突然の発熱に強い咽頭痛を伴います．幼少期で咽頭痛を訴えられない場合でも，飲み込むとき痛そうな感じや飲食できない症状を伴います．比較的早い時期から咽頭弓部にアフタができているのが特徴で，2日以内には解熱することが多く，急性期の高熱と飲水不良を乗り越えてしまえば問題なく経過します．

なお，ヘルパンギーナ様の咽頭所見になるエンテロ系のウイルスは1種類ではないため，毎年のようにヘルパンギーナに罹患する子もいます．

溶連菌の場合

咽頭全体，特に口蓋にせり上がるような発赤があり，迅速検査の綿棒に粘膜が赤く付着するようであれば，まず間違いありません．発疹を伴うケースでは前胸部，顔から始まる均一な発赤で，全身に広がることもあります．かゆみを伴うこともあります．病初期にはイチゴ舌は見られません．

突発性発疹の場合

3日間前後の高熱があり，他の症状を伴わず，機嫌も悪くない傾向にあります．解熱傾向に入ると体幹から顔に広がる発疹が出現します．発疹は数日続き，発疹期に下痢を伴うことが多くなります．ヒトヘルペスウイルス（HHV）-6,7の2種類が知られており，0歳代後半に多いHHV-6と1歳以降に多いHHV-7があるため，2度罹患したようにみえる児もいます．

尿路感染症の場合

突然の高熱で始まります．上気道症状がなく，咽頭発赤も認めない場合，特に0歳児では「尿路感染かも」と疑ってかかることが重要となります．

アデノウイルスの場合

アデノウイルスは50種類以上あるので，型により症状が変わりえます．流行性角結膜炎のように眼症状が激しい型もありますが，それ以外は総じて"熱がアップダウンしながらだらだら続く"イメージで，発熱期間が長い(5日前後)のが特徴です．扁桃に点状もしくは線上の白苔を伴うことも多くあります．鼻症状，咳症状，胃腸炎症状が生じる可能性がありますが，特にどれかが飛びぬけて強いということもありません．迅速診断は他のものに比べ検出率が低く，7割程度と思ったほうがよいでしょう．

その他鑑別疾患

EBウイルス初感染でも発熱が長い場合がありますが，扁桃や頸部リンパ節の腫脹が強いため，リンパうっ滞したような顔貌になることが多くあります．血液データで異型リンパ球や肝酵素上昇などから分かります．EBウイルス感染症のなかには非常に重篤で骨髄移植でのみ救命が可能なものもあり

---

column

決して侮れない突発性発疹

突発性発疹は他のウイルスに比べ熱性痙攣を伴うことも多い傾向にあります．複雑型熱性痙攣や群発型痙攣を呈することもあります．解熱してから痙攣，意識障害を起こして脳症に至るケースもあり，発症後2週を超えるまでは本当は安心できません．突発性発疹後予防接種をすぐ再開しないのは，こうしたことが起こったときに，ワクチンが原因なのか，もともとの疾患が原因なのか判定がつかなくなる可能性があるからです．

(藤野元子)

ますので，通常の EB ウイルス感染症の経過とは異なる印象を感じたときには早急に専門家に相談しましょう．

貧血や肝脾腫を伴うときは，白血病などの悪性疾患も考慮に入れる必要があります．

嘔吐先行型

症例 ❹

1 歳児．昨夜から突然嘔吐が始まり，すでに 5 回吐いた．今朝 38 ℃台の発熱あり．下痢も始まった．

ノロウイルス，ロタウイルスによる胃腸炎を疑います．アデノウイルスやエンテロウイルス系による胃腸炎もあります．細菌性腸炎も鑑別に挙げられます．溶連菌感染で胃腸炎症状から始まる例もあります．

ノロウイルスとロタウイルス

ともに突然の嘔吐から始まります．どちらも初感染の年少児では嘔吐だけでは鑑別はつきません．下痢はロタウイルスのほうが強いため，総じてロタウイルスのほうが重症感が強く出ます．

ロタウイルスの再感染では症状が軽くなります．また母体免疫が残っている月齢でも軽症化します．一方，ノロウイルスは腸管免疫がつきにくいために，再感染でも症状が強く出ることが多くなります．年長児以降大人に至るまで，ノロウイルスのほうが重症に思えるのは，免疫の付きにくさ，再感染の多さに原因があります．

3 学童期によくある"風邪"

藤野元子

　基本的には成人でよくみられる"風邪"と同じになります．免疫状態も乳幼児期と違い，しっかりしてきますので，こじらせることが圧倒的に少なくなります．明らかに細菌性である場合（溶連菌感染や急性期の副鼻腔炎など）や百日咳やマイコプラズマなどである場合を除き，抗菌薬を必要とすることが圧倒的に少なくなります．

鼻汁先行型

　RSウイルスやライノウイルスなどがあります．再感染である場合が多いため，軽症ですむことが多くなります．乳幼児期にアトピー性皮膚炎や喘息症状があったアレルギー児では，学童期以降アレルギー性鼻炎が前面に出てくるため，ウイルス感染を契機に鼻炎の悪化，副鼻腔炎併発などが生じてきます．

咳先行型

症例 ①

　10歳児．2週間前から咳をしているが，いまだに治らない．咳は1日中出る．出始めると止まらなくなる．発熱なし．学校に咳ばかりしている子がいた．

　発熱のない長い咳では，まず百日咳を疑います．
　マイコプラズマも鑑別に挙げられますが，初感染では発熱を伴うことが多く，胸部X線で一部無気肺を呈する肺炎となっていることが多いため，百

日咳と鑑別可能です．しかしマイコプラズマ再感染では発熱は明らかでなく，無気肺を伴わない大人型の臨床像を呈しますので，百日咳との鑑別が困難になります．最終的に血清抗体価で判定することが多くなります．

百日咳，マイコプラズマともに抗体価上昇がみられない場合，クラミジア肺炎であることも多いようです．

いずれにしても，マクロライド系薬が第一選択なため，マクロライド系薬を投与しながら経過をみることができます．

column

小児の咳には"はちみつ"を？

咳症状がある小児を外来で診ることが多くないでしょうか．耳鼻科の場合，鼻汁と咳の両方の症状があることで，0歳児から3，4歳児くらいまでの小児を診察することが多くなったように思います．ほとんどの症例で，咳症状は就寝前から就寝中，起床時ころに多くみられることが多く，鼻汁が咽頭に回る後鼻漏が原因であろうと思われます．

さて，こういった症例以外で小児の風邪に伴う咳症例で困ったことはないでしょうか．欧米では，小児の咳に対して夜寝る前にはちみつを服用させることで，咳の回数が減ることを臨床試験で確かめています．

ただし，はちみつにはボツリヌス菌(*Clostridium botulinus*)の芽胞が潜在的に含まれていることがあり，免疫のない1歳以下の幼児では毒素を産生する菌に成長してしまう(ボツリヌスを発症する危険性がある)ことがあるので，使用するなら1歳以上の小児ということです．

WHOの小児および青少年の健康部門からも，はちみつの使用が推奨されています．

(橋口一弘)

■文献
1) Oduwole O, Meremikwu MM, Oya-Ita A, et al. Honey for acute cough in children. Cochrane Database Syst Rev 2014；12：CD007094.
2) Department of Child and Adolescent Health. Cough and cold remedies for the treatment of acute respiratory infections in young children. WHO reference number：WHO/FCH/CAH/01.02

column

大人型の百日咳

典型的な百日咳を呈するのはDPTワクチンをしていない場合に限るため,「百日咳かも」と疑ってかかり,検査および治療を行う必要があります（図1）.

（藤野元子）

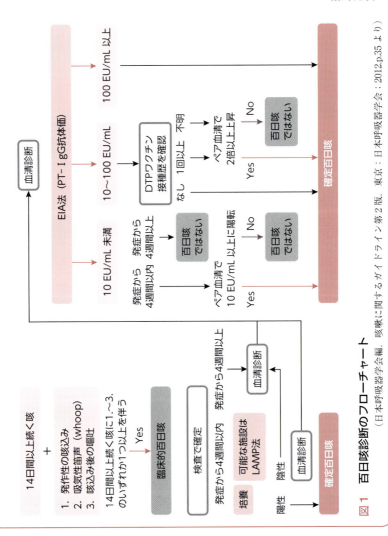

図1 **百日咳診断のフローチャート**
（日本呼吸器学会編. 咳嗽に関するガイドライン第2版. 東京：日本呼吸器学会：2012. p.35 より）

咳がもっと長い期間に及ぶ場合，結核の可能性も挙げられます．結核患者との接触があるはずなので，丁寧に問診していく必要があります．

発熱先行型

乳幼児期と同様，インフルエンザや溶連菌，アデノウイルス感染症などを疑います．

倦怠感や関節痛，腹痛などが持続する場合，膠原病や血液悪性腫瘍を鑑別する必要が出てきます．

嘔吐先行型

ウイルス性胃腸炎であることがほとんどでしょう．多くがノロウイルスと考えられます．

サルモネラや病原性大腸菌などの細菌性胃腸炎である場合も想定されるため，発熱や下痢の有無，食事摂取状況やペットとの関わりなどを確認する必要があります．

激しい頭痛に嘔吐を伴う場合，出血などの頭蓋内病変を疑う必要があります．画像上頭蓋内病変が否定的で，時間の経過とともに症状が消失する場合，片頭痛である可能性が高くなります．

細菌性腸炎の例
- 卵や鶏肉　→サルモネラ，キャンピロバクター
- 爬虫類や両生類（ミドリガメが多い）　→サルモネラ，キャンピロバクター
- ユッケ，馬刺し等　→病原性大腸菌
- チーズなどの加工食品で保存状態が悪い　→リステリア

column

インフルエンザウイルス検査

　以前から鼻腔ぬぐい液や鼻腔吸引で得られた鼻汁，咽頭ぬぐい液から簡単にインフルエンザウイルスの抗原を検出するキットが外来で使用されています．最近の検査キットは，以前のものに比べて，検査時間がやや短縮され，感度や特異度が改善されてきています．

　検体採取部位では，鼻腔からの検体での陽性率が高いことがわかっていますので，おそらく多くの先生方はキットに付属の細い綿棒を使って鼻腔内から検体を採取されていることと思います．患者さん，特にお子さんから検査が痛くていやだと言われたことはないでしょうか？（耳鼻科の先生なら鼻腔内を見ながら左右どちらか広いほうの総鼻道に沿って綿棒を挿入できるので，なるべく痛くなく検査できると思います．）

　ところで，なるべく痛がらせずに鼻腔内に綿棒を挿入するコツですが，大事なことは角度にあります（図2）．患者さんは痛いという先入観があるため，検査の時に頭を後ろに倒し，あごを前に出した位置にしてしまいます．この位置で綿棒を床と平行に入れると，中鼻道からさらに上の方に向かって入れることになり，かなり痛い思いをします（図2a）．なるべく痛くないように入れるのは，やや顔を前に倒し，あごを引いてもらうようにします．その位置で鼻の内側に沿って，やや下向きに入れていくことが大事です（図2b）．こうすると意外にすーと抵抗なく上咽頭まで入っていきます．

（橋口一弘）

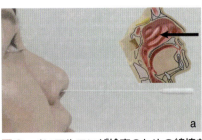 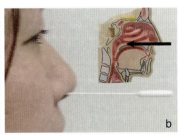

図2　インフルエンザ検査のための綿棒を入れる方向
a：顔を上げて，綿棒を床と平行に挿入すると，中甲介に当たり痛みが強くなる．
b：顔をほぼまっすぐ，あるいは少し下向き加減にして綿棒を床とほぼ平行に入れると，総鼻道に沿って入り，痛みが軽減される．

4 小児期の"風邪"と ワクチン接種の意義

藤野元子

日本で認可されている小児期のワクチンには以下のものがあります．

不活化ワクチン
定期接種（公費補助あり，2015 年現在）
- Hib ワクチン
- 小児用肺炎球菌ワクチン
- 4 種混合ワクチン（DPT-IPV）もしくは 3 種混合ワクチン（DPT），ポリオワクチン（IPV）
- 2 種混合ワクチン（DT）
- 日本脳炎ワクチン
- 子宮頸がんワクチン

自費接種
- B 型肝炎ワクチン（定期接種となるよう検討されている）
- インフルエンザワクチン
- 破傷風トキソイドワクチン（DPT 接種児に対しては外傷時のブースター用）
- 髄膜炎菌ワクチン（主たる対象：海外渡航者）
- A 型肝炎ワクチン（主たる対象：海外渡航者）
- 狂犬病ワクチン（主たる対象：海外渡航者）

生ワクチン
定期接種（公費補助あり，2015 年現在）
- BCG
- MR ワクチン（麻疹風疹混合ワクチン）もしくは麻疹ワクチン，風疹ワクチン
- 水痘ワクチン

❖ 自費接種
- ムンプスワクチン
- ロタワクチン

これらのなかで，"風邪"と大きな関わりがあるワクチンについて解説します．

Hib ワクチン

インフルエンザ桿菌は大きく，「菌の周りに莢膜をまとっている群」と「莢膜をもっていない群」の2群に分けられます．Hibワクチンで効果が得られるのは，「菌の周りに莢膜をまとっている群」のtype b に対してのみです．

菌の周りに莢膜をまとっている群

莢膜のtypeによりtype a, b, c, d, e, fに分けられますが，そのほとんどがtype bです．莢膜をもっている菌は白血球の攻撃をかわす能力があるため非常に侵襲性が高くなり，髄膜炎や菌血症，敗血症を起こしやすくなります．この菌での喉頭蓋炎は経過が非常に早く重篤になります．

インフルエンザ桿菌の中でtype bが占める割合は今や1％にも満たないとされていますが，非常に重篤な症状を引き起こす可能性があるため，小児期の子供全員が打つべきワクチンです．かつては1人患者が出れば，その周囲の子供には予防的抗菌薬投与を検討したくらいですが，ワクチン導入によりその必要がなくなりました．

莢膜をもっていない群

インフルエンザ桿菌のほとんどがこの群です．大人では常在菌扱いされますが，免疫の未熟な小児では重篤にならないまでも局所感染(中耳炎や肺炎，副鼻腔炎など)を起こしえます．5歳未満，特に2歳未満はこの菌の保菌率が70％を超えており，"風邪"をひいて気道の粘膜損傷がある場合，保菌状態の菌が起炎菌となり，細菌性の中耳炎や肺炎，副鼻腔炎を起こしえま

す.残念ながらこの菌に対してHibワクチンは何の効果もありません.

小児用肺炎球菌ワクチン

　5歳未満,特に2歳未満は肺炎球菌の保菌率が70％を超えており,"風邪"をひいて気道の粘膜損傷がある場合,保菌状態の菌が起炎菌となり,細菌性の中耳炎や肺炎,副鼻腔炎を起こしえます.この菌は莢膜をまとっているため,白血球の攻撃を逃れ,より身体深くに侵入することができ,菌血症,敗血症や髄膜炎までも引き起こす能力があります.小児期の子供が全員打つべきワクチンです.このワクチン導入の結果,肺炎球菌由来の重症感染症の減少は著明であり,局初感染レベルの肺炎入院数も減少しています.

　肺炎球菌の莢膜には90種類以上のtypeが存在します.90種類以上のなかで,小児期に悪さをする上位13種類に対してワクチン化したのがこの小児用肺炎球菌ワクチンです.成人用の肺炎球菌ワクチン(成人で悪さをする上位23種類に対するワクチン)とは製造方法が全く違います.誤接種しないよう注意してください.

column

小児用肺炎球菌ワクチンと成人用肺炎球菌ワクチンの違い

　小児期,特に2歳未満では液性免疫をつかさどるB細胞が未熟です.T細胞の命令下なら未熟なB細胞も有効に働くことができますが,莢膜をもっている肺炎球菌はT細胞に認識されないため,T細胞からの命令はなくB細胞が頑張るのみとなります.小児,特に2歳未満が肺炎球菌に弱いのは,B細胞の未熟さゆえ十分な抗体を肺炎球菌に対して作れないことに由来します.

　成人用の肺炎球菌ワクチンはB細胞しか刺激しないため,このワクチンを小児期,特に2歳未満に接種しても十分な抗体は産生されません.小児に有効性をもたせるにはT細胞に刺激を入れる必要があり,その特殊処理を施したのが小児用の肺炎球菌ワクチンなのです.

（藤野元子）

近年，患者から検出される肺炎球菌で，ワクチンに入っている莢膜型が減り，入っていない莢膜型が増える現象(serotype replacement)が話題になっています．莢膜のワクチンカバー率が減少すると，接種しても無意味に感じるかもしれませんが，接種を中止すればワクチンカバー type が復活して逆襲を食らうだけなので，接種し続ける必要があります．

4種混合ワクチン(DPT-IPV)もしくは3種混合ワクチン(DPT)

　DPT は破傷風，ジフテリア，百日咳に対するワクチンです．IPV は不活化ポリオワクチンです．

　破傷風は土壌に存在し，深い傷で汚染がある場合，菌が入り込む危険があります．破傷風を発症するとほぼ100％致死的になるので，ワクチンで予防していくことが大切となります．DPT は小児期にしか接種されず，その後は外傷を負った時に破傷風トキソイドワクチンを接種する程度ですが，海外では成人でも10年ごとに再接種(多くが DT ワクチンで)している国もあります．

　問題は百日咳です．このワクチンをしていない月齢で百日咳を発症すると，非常に重篤になります．ワクチンをしていると軽症化しますが，発症を防ぎきるだけの力はありません．

　百日咳のワクチン免疫は持続が比較的短いこともわかってきました(5年程度とのデータあり)．思春期以降での百日咳流行も認められています．海外では成人用3種混合ワクチン(Tdap)を成人期に1回接種するよう推奨していますが，それでも効果は一時的となります．日本では10歳代の接種が DT であるため，百日咳に対するワクチンは DPT(もしくは DPT-IPV)ワクチン1期追加(多くが1歳代)で終了しています．今後どのように百日咳をコントロールしていくか，日本のみならず全世界的に検討されています．

インフルエンザワクチン

　このワクチンには4種類の型が含まれています．A香港型，Aソ連型，Bビクトリア株，B山形株です．2014年度までは3種類でした（B型がどちらか一方しか入っていませんでした）．

　インフルエンザウイルスは免疫から逃れるように，微妙に自分の形を変えていきます（連続変異といいます）．4種類いずれもこの変異を起こすので，永遠にワクチンとの"いたちごっこ"になります．そのため，毎年WHOは4種類それぞれに対しどの亜株をワクチンに入れるか，流行予測から選定しており，日本もその勧告に従いワクチンを製造しています．毎年インフルエンザワクチンを接種する必要があるのはこのためです．

　インフルエンザ不活化ワクチンは，それ自体では発症予防にはなりません．あくまで発症は防げなかったとしても軽症化させることを目的としたワクチンです．そして，過去の免疫を強化するブースターワクチンであるので，インフルエンザ罹患歴のない場合や過去のワクチン歴のない，もしくは

> **column**
>
> ### 海外のインフルエンザワクチンについて
>
> 　日本で接種されるインフルエンザ不活化ワクチンはHAスプリットワクチン（アジュバントなし）です．海外ではインフルエンザ経鼻生ワクチンや，アジュバント入りのHAスプリットワクチン（アジュバントを付加することで免疫原性が増強される）を使用していることが多く，近年これらを輸入して接種しているクリニックもあるようです．免疫原性は日本のワクチンより高くなりますが，副反応の可能性が増えるため日本では許可されていません．モンゴロイド系人種（日本人はこれにあたる）では脳炎脳症，川崎病など高サイトカイン血症が引き起こす疾患や，熱性痙攣率が他の人種に比べ高い傾向にあり，モンゴロイド系の体質と副反応の関連もいわれていますので，安易に輸入品に頼るのは危険です．
>
> （藤野元子）

回数の少ない小児では免疫の上りがよくありません．生後6か月から3歳未満までの1回接種量が増量されてからは少し良くなりました．13歳未満では2回接種，13歳以上では1回接種です．

なぜ年齢要素で1回接種と2回接種に分けられるのか，それは1回のワクチンでどの程度免疫応答が出るかによります．過去の罹患状況やワクチン状況が十分なら，1回で十分な免疫応答が出るようになります．その場合2回目をしてもそれ以上の上昇を望めないため接種する意味がなくなります．もし誰も経験したことのない新型インフルエンザが流行した場合，小児も成人もワクチンを2回接種することになります．

MRワクチン

麻疹，風疹に対する発症予防を目的としたワクチンです．

麻疹ワクチン

本来，麻疹は命取りになりうる疾患です．急性期の重症感はいずれの症例でも強く，呼吸器症状は必発で，肺炎や脳炎で死亡することもありました．麻疹はリンパ球に感染するため，リンパ球が破壊されてしまい一過性の免疫不全状態に陥ります．リンパ球の回復には数週間かかり，その間に細菌感染を起こし重症化し死亡することもあります．低開発国での麻疹死亡は細菌感染合併が多いといわれています．麻疹ワクチンを接種する重要性が分かっていただけるでしょう．

風疹ワクチン

風疹ワクチンは，先天性風疹症候群（CRS）発症を防ぐことが最大の目標です．妊娠初期に母体が風疹に罹患するとCRSの危険が高まります．妊娠期には生ワクチンを接種できませんから，あらかじめ風疹に対する免疫をもっていることが重要になります．不顕性感染の状態でもCRSを引き起こす可能性があるため，十分な免疫（風疹HI抗体で32倍以上，EIA IgGで8以上）をもつ必要があります．

かつて風疹ワクチンは中学生女子に接種するものでした．しかしこれだけではCRSを防ぎきれなかったため，男子も含め全員にワクチンをする方針に変更されました．しかも低年齢（1歳）から接種を開始し，社会から風疹流行をなくそうとしています．

　現在MRワクチンは1歳時と小学校入学前の2回接種になっています．これは1回接種しただけでは免疫が経年的に減衰し，流行があった際に中途半端に発症する症例が多数認められたためです．

ムンプスワクチン

　「ムンプスワクチンを接種したが，かかってしまった」と聞くことがあります．

　もともとムンプスは一生涯に何回も発症しうる疾患です．1回罹患したからもう二度と発症しないわけではありません．病型も不顕性感染から片側のみの耳下腺炎，両側の耳下腺炎，髄膜炎や難聴などさまざまです．ムンプス難聴は不可逆的であり，これの発症リスクを下げることがムンプスワクチンの最大の目標と考えられます．

　自然感染でも繰り返す疾患なので，弱毒化したワクチンを1回接種しただけですべてを防ぐことは望めません．MRワクチンと同様に2回接種が推奨されています．2回目をいつ接種するか，それはムンプスの流行状況によるので，国によって推奨時期が変わってきます．海外では1歳時と小学入学前の2回が多いですが，日本では流行がコントロールされていないため小学入学まで待てないのが現実です．初回接種後2～4年で接種することが多いようです．

ロタワクチン

　内服するワクチンです．ロタリックス®の場合2回，ロタテック®の場合3回内服します．重症化予防を目的としたワクチンであり，その効果が非常に

高いことが分かってきました．

　副反応として腸重積のリスク上昇があります．しかしその率は非常に低く，腸重積の自然発症と比べ，初回接種で1人/10万人の割合で増えるだけ，とWHOから声明が出ています．リスクよりベネフィットが明らかに上回ります．とはいえ，生後2，3か月の子供が腸重積になる可能性がゼロではないわけですから，おかしいと思うときは速やかに受診するよう注意を促したほうがよいと思われます．

　腸重積の自然発症が多い0歳代後半に被らないよう，生後6〜24週(ロタリックス®)もしくは生後6〜32週(ロタテック®)の間しか接種できません．しかも初回接種を15週未満で終わらせるよう勧告が出ています．

漢方を使おう

小児の"風邪"への漢方対応

石井恵美，米田吉位

乳児

乳児には，経母乳投与で，母親に成人量を投与して，母乳を飲ませることで効果を期待することができる．

幼児，小児期

処方量は体重での調整が必要である．小児用にシロップなどはないが，飲みやすいものに関しては内服できることが多い．エキス剤の1包の1/2量や1/3量を指示することもある．幼少児の体質は概して頑強であることより，飲みやすい麻黄湯(まおうとう)㉗や葛根湯(かっこんとう)①は奏功しやすい．また，虚弱児では，小青竜湯(しょうせいりゅうとう)⑲や麻黄附子細辛湯(まおうぶしさいしんとう)(127)が使用されやすいが，味が飲みにくいため服薬の継続が困難な傾向があるので，カプセルや錠剤での内服が可能ならばそちらを選択するとよい．

葛根湯は急性の発熱，結膜炎，中耳炎，扁桃腺炎には有効であるが，自汗傾向がないものが適応であり，感染性胃腸炎の下痢に際しても有効である．下痢がひどく，嘔吐のある際には五苓散(ごれいさん)⑰もよい．少し脱線するが，小児漢方の世界では五苓散を50～100 mLの微温湯に溶かして浣腸する，五苓散浣腸も有名である．下痢に浣腸するので最初は抵抗感あるが，効果は抜群である．鼻閉が強い際には，葛根湯加川芎辛夷(かっこんとうかせんきゅうしんい)②がさらによい．

麻杏甘石湯(まきょうかんせきとう)(55)は，淡味で服用しやすいことから，気管支喘息や気管支炎の症状には有効である．

麻杏甘石湯に桑白皮を加えた五虎湯(ごことう)(95)は，咽頭痛，咳嗽が強い場合には，消炎，鎮咳作用を増強する目的で有効である．

小青竜湯は，背部の冷えを自覚し，水溶性鼻汁，くしゃみを認める際にはよい．

第3章 小児の"風邪"の正体は？

　小建中湯㉟は，虚弱児では日頃から少量の内服で感冒に有効であり，小児の臍疝痛（原因がはっきりしない，刺し込むような腹痛）には**小建中湯**に**芍薬甘草湯**㉘の併用もよい．1日1回1〜2包でも有効なことが多い．

症例 ❶

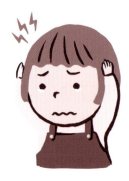

　4歳，女児．母親も祖母も漢方の大ファン．もちろん，アセトアミノフェンもNSAIDも大嫌いな家族である．幼稚園に入ってからというもの風邪をひいて高熱を出してばかりで，このごろは「頭が痛い」と泣くことも多くなっていると困り果てて受診．「粉薬は頑張って飲める？」と聞くと，「うん」と元気よい返事．**桂枝湯**㊺2g×朝夕をベースにし，それでも熱が出たり，頭が痛いときに**地竜**を1/2包服用するようにした．約1か月後の受診時，「せんせい，あたまがいたくなくなったよ」と元気に入ってきた（この齢の女の子はおしゃまさんである）．

抗菌薬投与とアレルギー性疾患

橋口一弘

　最近，若年層を中心にアレルギー性疾患が増加しています．遺伝要因に環境要因が複雑に絡み合ってアレルギー性疾患が発症してくることが考えられています．

　こういった数ある環境要因を検索するきっかけとなったのが，イギリスのStrachanらが行った疫学調査です．1958年の3月のある週に生まれた17,414人を対象として，花粉症や湿疹の発症についてその後23年間フォローアップしたところ，花粉症や湿疹の保有・既往の割合は同胞，特に年長の同胞の数に反比例することを示しました．このことは生まれた時に，年長の同胞がいることで感染機会が増えることを意味し，そのことでアレルギー性疾患の発症が減少するのではないかと推測し，「Hygiene Hypothesis（衛生仮説）」としました．ただし，この仮説は乳幼児期までの感染に依存するので，それ以降の症状発現には関与が少ないことがわかっています．この衛生仮説以降，アレルギー性疾患発症に関するさまざまな要因との関連が検討されてきています．

　さて，その要因の一つに抗菌薬投与ということがあるのではないかと，多くの疫学調査が行われています．そのなかで，妊娠中もしくは生後1年以内の抗菌薬投与とその後の喘息やアレルギー性疾患の発症に関する研究が数多くみられます．

　妊娠中または生後1歳までに抗菌薬を投与された症例について，前者は0〜18歳まで，後者は3〜18歳までの喘息発症について，1950〜2010年までに出された文献のシステマティックレビューがあります．後ろ向き研究や前向き研究，データベースによる文献など手法がさまざまですが，この検討では生後1歳までに抗菌薬を投与された児では喘息発症リスクが高くなることが示されています．

　特に幼小児では，気道感染症によく罹患することもあり，こういった感染症による気道過敏性の発症や喘息リスクなどといった，成長過程におけるかなり複雑な環境要因もあることも考慮して結果をみていかなければならないと思います．しかし，できるならば生後間もない時期から，必要ではないと

考えられるような抗菌薬の使用は避けたほうがいいのかもしれません.

■文献
1) Strachan DP. Hay fever, hygiene, and household size. BMJ 1989；299：1259-60.
2) 斉藤博久. 衛生仮説. 呼吸 2006；25：373-7.
3) Murk W, Risnes KR, Bracken MB. Prenatal or early-life exposure to antibiotics and risk of childhood asthma：A systematic review. Pediatrics 2011；127：1125-38.
4) Mai XM, Kull I, Wickman M, et al. Antibiotic use in early life and development of allergic diseases：respiratory infection as the explanation. Clin Exp Allergy 2010；40：1230-7.

付録

風邪を予防する

風邪を予防する

橋口一弘

　風邪は1年間に，成人で2〜4回，小児で6〜10回くらい罹患するといわれています．実際医療機関を受診する人は，人口10万人当たり20〜220人くらいだという厚生労働省の統計（平成23年度版）があります．風邪をひくと，仕事に差し支えたり，学校行事への参加制限など生産性の低下がみられます．欧米では，疾患とそれに伴う直接的・間接的経済的損失などが算出され論文化されているのをよくみかけます．

　最近，健康志向が目立つようになり，さまざまな疾患予防に関して興味がもたれています．風邪予防では，日本では昔からいろいろな民間療法，言い伝えなどありますが，ほとんど科学的な検証がないのが現状です．

　これまで風邪のことについてみてきましたので，風邪予防として科学的な検証が行われたものについて紹介してみたいと思います．

まずは食生活から

　食生活と免疫能に関しては以前から研究されていますが，風邪予防としてビタミンC，亜鉛，朝鮮人参，ニンニク，プロバイオティクスなどが挙げられています．

　ビタミンCは，通常量（200 mg/日）では風邪予防効果はないものの，大量摂取（8 g/日）では風邪の有症期間が短縮できるとの報告があります．

　亜鉛は，小児では予防効果があるという報告がありますが，剤型・容量が一定しないこともあり，明確な結論は出ていません．

　朝鮮人参やニンニク，プロバイオティクスなどは，プラセボ対照の無作為試験が少ないことから評価が困難ですが，あまり効果があるということはないようです．

　さて，外来などで飲酒についてよく聞かれると思います．すでにご存じの先生方もおられると思いますが，疫学調査によればアルコール摂取量とすべての原因疾患による死亡率との間には関連性が指摘されています．少量から中等量のアルコールを飲む人は，原因疾患にかかわらず死亡率が最も低く，高用量のアルコール飲酒は死亡率が高くなるというデータがあります．アルコール消費量と死亡率の間にはJ型の相関関係があるとのことです．

　風邪と飲酒についての欧米での検討では，ワインの飲酒量と風邪予防に関連が指摘されていたり，適量の飲酒は風邪予防になるという日本での研究もあります．どちらかというと飲酒量を多くするより，飲酒機会を多くすることが風邪予防になるという結果があります．仕事帰りに"軽く一杯"は特に問題ないようです．

付録　風邪を予防する

日常生活での風邪予防

睡眠，喫煙，仕事のストレスなどと風邪との関連について研究されています．

睡眠

睡眠とサーカディアンリズム（概日リズム）は免疫反応に大きな影響をもっていることはよく知られています．

睡眠不足になると，細胞性免疫（Th1優勢）＞液性免疫（Th2優勢）となり，ワクチン接種（A型肝炎，インフルエンザ）による免疫反応が悪くなるといった報告があります．また実験的に経鼻で呼吸器感染ウイルスを感染させる研究では，7時間以下と8時間以上睡眠の人の比較で，睡眠時間が短い人は約3倍以上感染起こしやすいことが示されています．

しかし一般臨床では，睡眠と風邪予防に関するエビデンスはないようですが，やはりしっかり睡眠はとったほうがいいようです．

喫煙

喫煙に関してはいうまでもなく，心・血管系疾患，肺がん，喉頭がんなどとの関連は大いにあります．

呼吸器系感染症では，肺炎球菌，インフルエンザウイルス，結核菌感染リスクを高めることや，アメリカの軍人を対象とした後ろ向き研究では，喫煙者の上気道炎罹患率が非喫煙者より有意に高い結果が出ています．

風邪予防に関するエビデンスはありませんが，呼吸器感染症の大きなリスクファクターであることには間違いがないようです．

ストレス

ストレスと感染という面でも研究がされています．ストレスにより直接的・間接的な局所・全身免疫に対する影響について多くの研究があります．ストレスの種類にかかわらず，気道感染リスクを大きくするという報告があります．前向きな気分でいると風邪も早目によくなるようです．

ストレスといえばいろいろ原因はありますが，そのなかで仕事に対する満足感と風邪との関連を検討した報告があります．仕事に満足している人のほうが，そうでない人に比べて，風邪の罹患日数，罹患回数が有意に少ないということが示されています．精神的ストレスは，風邪罹患のリスクが高くなるということでしょうか．

うがい・手洗い・マスクの効果

　風邪予防といえば，日本で古くからの習慣であるうがい，手洗い，マスクが一般的であると思います．

うがいの予防効果

　うがいは以前から風邪予防として行われてきた日本独自の習慣だということはよく知られています．実際，どの程度の効果があるかについて検証されるようになってきました．

　まずはポビドンヨード（イソジン®ガーグル）によるうがいの効果についての検証があります．冬季60日間，健康成人を対象とした「水うがい」「イソジン®ガーグルによるうがい」「うがいなし」の3群に分けて風邪の罹患率を検討した研究では，「水うがい」群の風邪罹患率が約40％で最も予防効果がみられ，「イソジン®ガーグルによるうがい」群では，「うがいなし」群とほとんど予防効果が変わらなかったとの報告があります．また同じグループが行った臨床研究で，インフルエンザ様症状の予防を検討した結果では，有意な差を認めなかったとしています．この理由として考察されていることは，イソジン®ガーグルのうがいでは，通常のうがい濃度（30〜60倍希釈）で10秒間うがいをすると10^7CFU/mLの細菌を殺菌するといわれています．したがって正常細菌叢まで影響し，本来もっている咽頭の防御機能を減弱してしまったのではないかと考察しています．過ぎたるは及ばざるがごとしでしょうか．

　さて，うがいは何でするのがいいかということで，お茶でのうがいについて検証した報告があります．お茶に含まれるカテキンにはいろいろな生理学

的作用があるといわれていますが，そのなかの一つに抗ウイルス作用があるといわれています．カテキンの入った水のうがいについて風邪予防の研究もあります．

　老人ホームにおいての後ろ向き研究では，カテキン入りの水でうがいをすると，カテキンなしの水でうがいをした群の人たちより，インフルエンザ罹患が有意に少なかったことが報告されています．一方で健康人を対象とした無作為化試験では，インフルエンザ予防に関しては，カテキンうがいの有意性はみられませんでした．

　現在のところうがいは日本だけの習慣のようで，海外論文を検索してもうがい予防に関する報告はみられません．したがってカテキンのうがいの予防効果に関しては明確な結論が出ていません．

　でもなんとなく風邪のシーズンにはうがいをしていると安心感があります．

マスク・手洗いの予防効果

　インフルエンザのパンデミックやSARS，MERSなどの呼吸器感染ウイルスの感染予防という目的で，薬剤に頼らない予防，すなわちマスクや手洗いといった誰でもできる安価な方法の予防効果について，非常に数多くの研究が行われています．

　ランダム化試験，また地域や施設といったクラスター単位でのランダム化試験，前向き・後ろ向き試験，ケースコントロール試験など，さまざまな形態で試験が行われ，総合的な評価はかなり難しいようです．

　コクランレビューやシステマティックレビューによると，ケースコントロール試験の結果，上気道感染予防においての身体的介入はかなり効果があることが示されています．具体的には，毎日最低11回の手洗い（OR = 0.45，NNT = 4），通常のマスクの着用（OR = 0.32，NNT = 6），N95マスクの着用（OR = 0.09，NNT = 3），手袋の着用（OR = 0.43，NNT = 5），ガウンの着用（OR = 0.23，NNT = 5）であり，これらの介入を複合するとOR = 0.09，NNT = 3と非常に感染予防には効果的であることが結論されています．ただしこれらのほとんどの研究は病院内で施行されていることに注意

が必要です.

　次に紹介するのは,海外で行われた一般家庭での臨床研究の報告です.パキスタンのカラチで行われた,小児のいる一般家庭を対象とした1年間の手洗い(「抗菌薬の入った石鹸使用群」300家族,「抗菌薬の入っていない普通の石鹸使用群」300家族,「通常の生活をするコントロール群」306家族)の効果をみた大規模試験の報告があります.石鹸使用の手洗いをすることにより15歳以下の小児において,咳や呼吸のしづらさ,鼻かぜの罹患率が,何もしないコントロール群に比較して50％低下しており,5歳以下の小児に関しては,肺炎の罹患率が50％低下していることを報告しています.また下痢やとびひも50％以上罹患率が手洗い群で低下していますが,抗菌薬の入っていない石鹸でも有意差なく効果があったことから,手洗いの重要性が示されています.日本では衛生環境が良いと考えられ,手洗いも家庭や幼稚園などでも励行するようなしつけがあることから発展途上国との差異はあるかと思いますが,やはり季節を問わず手洗いを励行することが大事だと思います.

column

世界手洗いの日

　ご存知でしたか？ ユニセフが子供たちの命を守るという活動の一環として,正しい手洗いを広めることによって予防可能な病気にかからないようにしようというところから始まったそうです.10月15日を世界手洗いの日(Global Handwashing Day)として,ユニセフは2009年から毎年感染症予防のためのイベントを行っているとのことです.

　興味のあるかたは,「世界手洗いの日」の公式サイトを参照していただければ,手洗いの方法を書いたポスターやビデオなどもみることができます.

　やはり風邪を代表とするウイルス感染の予防には,簡単にできることから始めることが大事なようです.

◪参考
日本ユニセフ協会「世界手洗いの日」プロジェクト　http://handwashing.jp/

付録　風邪を予防する

　インフルエンザもしくはインフルエンザ様疾患の予防効果に関して，小児のいる一般家庭でマスクの効果を検証したオーストラリアでの研究やマスクと手洗いの効果を検証した香港での研究があります．いずれの試験でも，風邪をひいた後に，世話をする家人がマスクや手洗いをするという研究方法をとっています．結果として，予防措置をとらなかったコントロール群と比較して，二次感染を有意に抑制しなかったと報告されています．これは発症した人を確認してから予防措置をしたことが大きく関与しているのではないかと考えられています．

　そこでわれわれは，呼吸器疾患が流行する前から予防的にマスク，手洗いの予防効果を検証した臨床試験を，大学の学生寮に住む学生を対象に施行しました．マスクと手洗いを両方しっかりした群では，何もしない群と比較して，検証が始まって4週目以降から有意にインフルエンザ様疾患の発生率が低下することを示しています．またこの試験では，マスクのみでは発生率は下がるものの，コントロール群と比較して差がなかったとしています．

　風邪罹患または上気道感染症の人が飛散ウイルスを減らす，あるいは直接手で鼻や口を触る機会を減らす，鼻腔・口腔内の乾燥予防といった効果については有用性があると思います．マスク・手洗いは古くから日本での習わしとなっています．こういった風習は，やはり続いていってほしいものです．

未病　風邪をひきやすい患者への東洋医学的指導，養生法

石井恵美，米田吉位

未病と健康

　未病とは，病気が発症していない予備群であり，病気が表面に現れていないが，身体内部においては病気がつくられている状態である．未病においては，まずは，早期発見，早期治療が重要であるが，最も重要であることは病気を未然に防ぐことである．

　また，健康とは，病気でないとか，弱っていないということではなく，肉体的にも，精神的にも，そして社会的にも，すべてが満たされた状態にあることと定義されている．この定義からすると，本当に健康な状態である人はほんの一握りになってしまうのではないだろうか．

　多忙に働く人の多い昨今であるからこそ，年齢や体質に即した日頃の養生は重要である．養生とは生命を正しく養うことであり，江戸時代に記された貝原益軒による『養生訓』は，現代の私達にも多くの発見と知恵を再確認させてくれる．

風邪症候群の漢方治療

　一般的には風邪症候群自体は，約80～90％がウイルス感染であり，感冒は約3～7日で自然に治癒するとされている．しかし，遷延化しやすい場合や反復性に罹患する場合には，『養生訓』の叡智を積極的に取り入れ，漢方治療をより効果的に活かしていくことが望ましい．

　漢方医学では病気の起こる原因として，外因，内因，不内外因と考えている．外因とは風・寒・暑・湿・燥・火(熱)であり，内因とは喜・怒・思・憂・恐などの感情である．不内外因とは暴飲暴食，過労，房事過多，外傷などである．これらの偏りが原因と考えられる際には，対処可能であることから対策を立てるべきである．

　養生において重要なことは，病気というわけではないけれども身体が示す不調の徴を察知し，食事，飲酒，睡眠，休養などの見直しを行い，不調の徴を軽減，消失させていくことである．漢方薬を服用するときには，たとえば桂枝湯㊺では内服と同時に粥をすすり，普段よりもやや温かくしてうっすらと汗をかくと回復が速やかであることが記されている．処方と同時に，食

事やその際の発汗方法などを伝えることも回復の助けになる．

食養生
　また，食養生としての注意点としては，一般的には，栄養をつけねばと思い無理に食べたくないが食べているということをよく耳にする．食べたくないと感じる際には無理をして食べなくてもよい．これは，胃腸の消化吸収機能の低下している際には，腹七，八分目の少食にして，胃腸を休めてあげることが大切であるからである．また，しっかり咀嚼することも大切であり，口腔内のトラブルは，元気なときからメンテナンスしておくとよい．さらに，活動量が少ないときには，食事量は少なめにするなど適宜調節することも重要であり，これは日頃から心がけるとよい．

　季節の旬ものを食べ，その季節に必要な食材で身体の助けをする．たとえば，夏はトマトやキュウリはいいが，冬にはかえって身体を冷やしてしまうので，どうしても食べる際には火を入れたりして，冷やしすぎないように注意する．食養生は，この日本の風土に根差した四季折々の変化に対し，自分でできる一番身近な養生である．胃腸の弱った際には，できる限り自然に近い形の食材や食品をとることを心がけ，加工食品は控えめにするとなおよい．

養生の基本
　最後に，養生の基本は，仕事と休養のバランスを図り，過労になりすぎないことと気ままになりすぎないようにすることが大事である．四季に則した過ごし方は元気を保つには重要である．春夏には気力を養い，適度な運動を行う．秋冬には体力を養い，むやみに過労や夜更かしをせず，疲労時や病気の際にはできる限り早寝をし，早期に体力の回復を心がける．さらに精神を安定させることも重要であり，激しい感情の変動を起こさずに過ごすことは，漢方の養生としては内臓への負担の軽減に助けになると考えられる．

　これらの叡智を活かし，未病には未病に対し，病気になった際には治癒を早め，より健やかに過ごす手助けができればありがたい．

参考文献

第1章 風邪診療の基本ルール
- Barrett B, Brown R, Rakel D, et al. Placebo effects and the common cold：A randomized controlled trial. Ann Fam Med 2011；9：312-22.
- Gonzales R, Bartlett JG, Besser RE, et al. Principles of appropriate antibiotics use for treatment of acute respiratory tract infections in adults：Background, specific aims, and methods. Emerg Med 2001；37：690-7.
- Rakel D, Barrett B, Zhang Z, et al. Perception of empathy in the therapeutic encounter：effects on the common cold. Patient Educ Couns 2011；85：390-7.
- Rosenfeld RM, Piccirillo JF, Chandrasekhar SS, et al. Clinical Practical Guideline（Update）：Adult sinusitis. Otorralyngol Head Neck Surg 2015；152：S1-S39.

第2章 その"風邪"の正体は？
1 ― のど（咽頭）の症状が主訴
- Casey JR, Pichichero ME. Metaanalysis of shoet course antibiotic treatment for group A streptococcal tonsillopharyngitis. Pediatr Infect Dis 2005；24：909-17.
- Gupta N, Kralovic SM, McGraw D. Lemierre syndrome：Not so forgotten！ Am J Crit Care 2014；23：176-9.
- Katori H, Tsukuda M. Acute epiglottis：analysis of factor associated with airway intervention. J Laryngol Otol 2005；119：967-72.
- Myers DE. Vagus nerve pain referred to the craniofacial region. A case report and literature review with implications for referred cardiac pain. Br Dent J 2008；204：187-9.
- 石田英一，香取幸夫，渡邊健一ほか．急性喉頭蓋炎の臨床統計．日耳鼻 2007；110：513-9.
- 出原啓一，大西将美，野々田岳夫ほか．扁桃周囲膿瘍後の内頸静脈血栓性静脈炎例．耳鼻臨床 2007；100：441-5.
- 宇和伸浩，八田千広，辻恒治郎ほか．急性喉頭蓋炎症例の検討．耳鼻臨床 2003；96：811-7.
- 大塚雄一郎，根本俊光，花澤豊行ほか．労作時の咽喉頭異常感症で発症した虚血性心疾患（三枝病変）の1例．口咽科 2015；28：103-7.
- 川内秀之，片岡真吾，木村光宏ほか．急性喉頭蓋炎のマネージメント―当科の治療経験から．日耳鼻感染症研究会会誌 2010；28：119-22.
- 川名尚．単純ヘルペスウイルス感染：性感染症を中心に．口咽科 2002；14：237-42.
- 感染症発生動向調査週報（IDWR）「梅毒 2015年10月までの報告数増加と疫学的特徴」
http://www0.nih.go.jp/niid/idsc/idwr/IDWR2015/idwr2015-44.pdf
- 菊池正弘，西田吉直．急性喉頭蓋炎の病期分類．MB ENT 2004；40：20-4.
- 岸本麻子，南豊彦，井野千代徳．結核性咽後膿瘍の1例．耳鼻 2006；52：284-8.
- 佐藤進，坂口正範，田口喜一郎．成人咽後膿瘍例．耳鼻臨床 1994；87：1543-7.
- 佐藤寛介．咽頭と性器からのクラミジアと淋菌の検出法の検討，および地方における浸淫実態に関する調査研究．
http://www.daido-life-welfare.or.jp/research_papers/21/welfare_06.pdf
- 杉尾雄一郎，久木田尚仁，藤谷哲ほか．当科における急性喉頭蓋炎症例の検討．日耳鼻感染症研究会会誌 2000；18：33-6.
- 寺尾恭一，楠威志，北野睦三ほか．小児咽後膿瘍の一例．日本耳鼻感染症誌 2002；20：67-71.
- 東京都感染情報センター
http://idsc.tokyo-eiken.go.jp/diseases/syphilis/syphilis/
- 中西庸介，伊藤真人，吉崎智一．当科における急性喉頭蓋炎の症例検討．日耳鼻感染症研究会会誌 2011；29：47-50.

参考文献

- 日本性感染症学会編．性感染症診断・治療ガイドライン 2011．性器クラミジア感染症．日性感染症会誌 2011；22 Supple：60-4．
- 百島尚樹，坪田大，光澤博昭ほか．敗血症性肺塞栓症を合併した内頸静脈血栓症例．耳鼻臨床 2001；94：1033-7．
- 藤原道久，河本義之．咽頭における Chlamydia trachomatis 保有状態．現代産婦人科 2008；56：13-5．
- 三鴨廣繁，玉舎輝彦，田中佳お里ほか．クラミジア咽頭感染の現状と治療方法に関する検討．Jpn J Antibiotics 2006；59：35-40．
- 三鴨廣繁，山岸由佳．STD 関連微生物の咽頭感染：クラミジア感染症を中心に．口咽科 2008；20：257-67．
- 森山宗仁，平野隆，鈴木正志．当科における急性喉頭蓋炎 135 例の症例検討．日耳鼻感染症研究会会誌 2012；30：107-10．
- 横山真紀，橋口一弘，保谷則之．内頸静脈血栓症例―上部消化管内視鏡の合併症として．耳鼻臨床 1999；92：1019-23．
- 余田敬子．口腔・咽頭梅毒．口咽科 2002；14：255-65．
- 余田敬子．特殊な上咽頭炎の臨床．口咽科 2007；19：225-34．
- 余田敬子，尾上泰彦，西田超ほか．淋菌およびクラミジアの咽頭および性器感染：性感染症クリニック受診者からみた現状．口咽科 2010；23：207-12．
- 渡辺哲生，末永智，須小毅ほか．咽後膿瘍 6 症例の検討．耳鼻臨床 1999；92：393-400．

2 ─ 鼻の症状が主訴

- Rosenfeld RM, Andes D, Bhattacharyya N, et al. Clinical practice guideline：Adult sinusitis. Otolaryngol Head Neck Surg 2007；137：S1-S31．
- 鴻信義．副鼻腔真菌症．日耳鼻 2007；110：36-9．
- 急性鼻副鼻腔炎診療ガイドライン 2010 年度版（追補版）．日鼻誌 2014；53：103-209．
- 中山次久，小森学，高柳博久ほか．アレルギー性真菌性鼻副鼻腔炎（AFRS）の検討．耳展 2008；51：82-91．
- 西田幸平，小林正佳，萩原仁美ほか．カード型嗅覚同定検査「Open Essence」の有用性．日耳鼻 2010；113：751-7．
- 日本鼻科学会．急性鼻副鼻腔炎診療ガイドライン 2010 年版．日鼻誌 2010；49：143-247．
- 深澤万左友．リポソーマル　アムホテリシン B．Jpn J Med Mycol 2005；46：229-31．
- 藤枝重治，坂下雅文，意元義政ほか．好酸球性副鼻腔炎の診断と治療．日耳鼻 2014；117：96-102．
- 藤枝重治，坂下雅文，徳永貴広ほか．好酸球性副鼻腔炎（JESREC Study）アレルギー 2015；64：38-45．
- 宮崎純二，松下英友，山田昇一郎ほか．嗅覚障害患者に対する新しい効果的点鼻法．耳鼻臨床 2004；97：697-705．

3 ─ 耳の症状が主訴

- Hoberman A, Paradise JL, Rockette HE, et al. Treatment of acute otitis media in children under 2 years of age. N Engl J Med 2011；364：105-15．
- Lieberthal AS, Carroll AE, Chonmaitree T, et al. The diagnosis and management of acute otitis media. Pediatrics 2013；131：e964-99．
- Tähtinen PA, Laine MK, Houvinen P, et al. A placebo-controlled trial of antimicrobial treatment for acute otitis media. N Engl J Med 2011；364：116-26．
- 飯野ゆき子．中耳炎による内耳障害―その臨床と機序について．耳鼻臨床 2005；98：429-37．
- 日本耳科学会，日本小児耳鼻咽喉科学会，日本耳鼻咽喉科感染症・エアロゾル学会編．小児急性中耳炎診療ガイドライン 2013 年度版．東京：金原出版；2013．
  インターネットからでもダウンロードできます．非常にわかりやすいガイドラインですので，詳細な内容が必要であれば参考にしてください．

5 ─ 咳症状が主訴
- Diehr P, Wood RW, Bushyhead J, et al. Prediction of pneumonia in outpatients with acute cough--a statistical approach. J Chronic Dis 1984；37：215-25.
- Evans AT, Husain S, Durairaj L, et al. Azithromycin for acute bronchitis：a randomised, double-blind, controlled trial. Lancet 2002；359：1648-54.
- Fine MJ, Auble TE, Yealy DM, et al. A prediction rule to identify low-risk patients with community acquired pneumonia. N Engl J Med 1997；336：243-50.
- Gonzales R, Bartlett JG, Besser RE, et al. Principles of appropriate antibiotic use for treatment of uncomplicated acute bronchitis. Ann Intern Med 2001；134：521-9.
- Heckerling PS, Tape TG, Wigton RS, et al. Clinical prediction rule for pulmonary infiltrates. Ann Intern Med 1990；113：664-70.
- Lim WS, Baudouin SV, George RC, et al；Pneumonia Guidelines Committee of the BTS Standards of Care Committee.BTS guidelines for the management of community acquired pneumonia in adults：update 2009. Thorax 2009；64 Suppl 3：iii1-55.
- NICE. Respiratory tract infections(self-limiting)：prescribing antibiotics. NICE guidelines ［CG69］. 2008.
  https://www.nice.org.uk/guidance/cg69
- 日本呼吸器学会．咳嗽に関するガイドライン 第2版．2012.
  http://minds4.jcqhc.or.jp/minds/Cough/CPGs2012_Cough.pdf
- 日本呼吸器学会市中肺炎診療ガイドライン作成委員会編．成人市中肺炎診療ガイドライン．東京：日本呼吸器学会；2007.

◪付録　風邪を予防する
- Aiello AE, Coulborn RM, Perez V, et al. Effect of hand hygiene on infectious disease risk in the community setting：A meta-analysis. Am J Public Health 2008；98：1372-81.
- Aiello AE, Murray GF, Perez V, et al. Mask use, hand hygiene, and seasonal influenza-like illness among young adults：a randomised intervention trial. J Infect Dis 2010；201：491-8.
- Allan GM, Arroll B. Prevention and treatment of the common cold：making sense of the evidence. CMAJ 2014；186：190-9.
- Cowling BJ, Chan KH, Fang VJ, et al. Facemasks and hand hygiene to prevent influenza transmission in households. A cluster randomized trial. Ann Intern Med 2009；151：437-46.
- Cowling BJ, Zhou Y, IP DKM, et al. Facemasks to prevent transmission of influenza virus：a systematic review. Epidemiol Infect 2010；138：449-56.
- Fendrick AM, Monto AS, Nightengale B, et al. The economic burden of non-influenza- related viral respiratory tract infection in the United States. Arch Intern Med 2003；163：487-94.
- Ide K, Yamada H, Matsushita K, et al. Effects of green tea gargling on the prevention of Influenza infection in high school students：A randomized controlled study. Plos One 2014；9：e96373.
- Jefferson T, Del Mar C, Dooley L, et al. Physical interventions to interrupt or reduce the spread of respiratory viruses：systematic review. BMJ 2009；339：b3675.
- Kitamura T, Satomura K, Kawamura T, et al. Can we prevent influenza-like illnesses by gargling? Intern Med 2007；46：1623-4.
- Luby SP, Agboatwalla M, Feikin DR, et al. Effect of handwashing on child health：a randomized controlled trial. Lancet 2005；366：225-33.
- Mclntyre CR, Cauchemez S, Dwyer DE, et al. Face mask use and control of respiratory virus transmission in households. Emerg Infect Dis 2009；15：233-41.
- Mohren DC, Swaen GM, Kant I, et al. Fatigue and job stress as predictors for sickness absence during common infections. Int J Behav Med 2005；12：11-20.

参考文献

- Nakata A, Takahashi M, Irie M, et al. Job satisfaction, common cold , and sickness absence among white-collar employees：A cross-sectional survey. Ind Health 2011；49：116-21.
- Nishiura H, Kuratsuji T, Quy T, et al. Rapid awareness and transmission of severe acute respiratory syndrome in Hanoi French Hospital, Vietnam. Am J Trop Med Hyg 2005；73：17-25.
- Roelen CA, Koopmans PC, Notenbomer A, et al. Job satisfaction and short sickness absence due to the common cold. Work 2011；39：305-13.
- Satomura K, Kitamura T, Kawamura T, et al. Prevention of upper respiratory tract infections by gargling：randomized trial. Am J Prev Med 2005；29：302-7.
- World Health Organization Writing Group. Nonpharmaceutical interventions for pandemic influenza, national and community measures. Emerg Infect Dis 2006；12：88-94.
- Yamada H, Takuma N, Daimon T, et al. Gargling with tea catechin extracts for the prevention of influenza infection in elderly nursing home residents：a prospective clinical study. J Altern Complement Med 2006；12：669-72.
- Yamada H, Daimon T, Matsuda K, et al. A study randomized controlled study on the effects of gargling with tea catechin extracts on the prevention of influenza infection in healthy adults. Jpn J Clin Pharmacol Ther 2007；38：323-30.
- 川口聡美，安田忠司，高田裕子ほか．含嗽剤の殺菌効果の比較検討イソジン®ガーグルとオラドール®含嗽液．日本病院薬剤師会雑誌 1998；34：1167-71.
- 厚生労働省．平成 23 年（2011）患者調査の概況．
 http：//www.mhlw.go.jp/toukei/

索引

和文索引

あ

悪性腫瘍 131
アデノウイルス感染 40, 160, 161, 165
アトピー咳嗽 131
アフタ 48
アルコール摂取量 181
アレルギー 149
アレルギー性疾患 177
アレルギー性鼻炎 90, 162
アレルギー性副鼻腔真菌症 99
アレルギー反応 24
アンブロキソール 118

い

胃軸捻転 149
胃食道逆流 131
胃腸炎 148, 161
イトラコナゾール 100
イナビル® 158
咽喉頭結核 131
咽後膿瘍 55
飲酒 181
咽頭うがい液 62
咽頭炎のガイドライン 36
咽頭後間隙 55
咽頭痛 17, 22, 46, 53, 55, 67, 68, 159
咽頭の症状 26
咽頭梅毒 63
インフルエンザ 157, 165
インフルエンザウイルス検査 166
インフルエンザ菌 127
インフルエンザワクチン 171

う

ウイルス性胃腸炎 165
ウイルス性咽頭炎 33
ウイルス性副鼻腔炎 16
うがい 183
齲歯 16
温経湯 69

え

越婢加朮湯 137
エボラ出血熱 116
嚥下困難 53, 55

嚥下時痛 14, 39, 46, 53
エンテロウイルス 161

お

黄芩 24
嘔吐 148
嘔吐先行型 161, 165
黄柏末 68
往来寒熱 22, 137
黄連解毒湯 70, 104, 138
黄連湯 69
悪寒 22
　持続する 138
オゼックス® 156
温熱療法 10

か

咳嗽 22, 115, 133
加温 74
下気道感染 153
喀痰 17, 68
喀痰細胞診 132
喀痰培養検査 131
加減涼膈散 70
加湿 74
風邪
　学童期 162
　語源 3
　小児 142
　初期 14
　定義 2
　乳幼児期 153
　予防 180
肩こり 138
葛根湯 22, 103, 105, 137, 138, 175
葛根湯加川芎辛夷 68, 103, 105, 138, 175
加味八脈散 138
カリウム低下 24
カルボシステイン 118
川崎病 155
感音難聴 110
眼窩内合併症 799
肝機能障害 24
間質性肺炎 24
乾性咳嗽 126, 133, 156
感染後咳嗽 122, 131
甘草 24
甘草湯 67, 68, 113
肝脾腫 161

索引

漢方······················ 22, 67, 102, 113, 133, 137, 175
　　　副作用·······································24
顔面痛··16
寒冷刺激··4

き

偽アルドステロン症·································24
気管支炎······································22, 153
気管支喘息···································97, 135
桔梗石膏
　　　······ 67, 68, 69, 102, 103, 104, 105, 113, 137
桔梗湯···································67, 68, 113
基準嗅覚検査·······································94
喫煙··52, 182
気道過敏··153
　　　罹患後の·································154
気道感染症······································148
気道損傷··153
キャンピロバクター······························165
嗅覚障害···································77, 94, 97
急性咽頭・扁桃炎のスコアリング・システム
　　　··37
急性咽頭炎···································14, 32
急性咳嗽··115
急性気管・気管支炎······························120
急性喉頭蓋炎·································52, 54
急性喉頭浮腫····································15
急性心不全······································132
急性声帯炎······································112
急性鼻炎··72
急性鼻・副鼻腔炎·································79
急性鼻副鼻腔炎治療アルゴリズム·················85
急性鼻副鼻腔炎のスコアリングと重症度分類
　　　··85
急性副鼻腔炎·····································79
急性副鼻腔炎のガイドライン······················80
急性副鼻腔炎の治療アルゴリズム··················81
急性扁桃炎··39
急性扁桃周囲炎····································46
胸水···155
驚声破笛丸······································113
虚血性心疾患·····································66
虚弱児···176
銀翹解毒散······································113

く

くしゃみ··73
駆風解毒湯······································113
熊笹末··68

クラミジア·································126, 155
クラミジア咽頭炎·································59
クラミジア肺炎··································163
クラミドフィラ・ニューモニエ·············34, 120
クレブシエラ・ニューモニエ···················127

け

荊芥連翹湯······································104
桂枝湯·························22, 137, 138, 176
桂枝茯苓丸·································70, 138
頸椎カリエス·····································55
頸部痛··55
血圧上昇···24
血液悪性腫瘍···································165
血液透析···69
結核·····································55, 129, 165
血管収縮薬·······································76
血清特異的 IgE 抗体検査·························92
血便··149
下痢·······································22, 149

こ

口渇··68
交感神経刺激作用·································24
抗菌薬処方···························5, 8, 35, 42, 177
抗菌薬投与·······································57
口腔内異常感·····································68
抗血栓療法······································57
膠原病···165
抗コリン薬·······································21
好酸球関連真菌症·································99
好酸球性副鼻腔炎·································97
甲状腺機能亢進症·································24
口唇乾燥···69
硬性下疳···63
香蘇散······································22, 138
後天性梅毒······································63
喉頭蓋炎·····································15, 51
喉頭蓋浮腫·······································51
口内炎··48
高熱···137
高熱後の味覚・嗅覚消失························138
抗ヒスタミン薬·······························73, 75
後鼻漏···································68, 96, 131
誤嚥··148
呼気性喘鳴······································154
呼吸困難·····························17, 24, 53, 55, 153
五虎湯································102, 134, 135, 175
呉茱萸湯······································139

索引

鼓膜の発赤…………………………… 108
五苓散………………… 22, 68, 69, 70, 139, 175
コロナウイルス……………………………72
混合感染…………………………… 144, 153

さ

細菌性胃腸炎………………………… 165
細菌性腸炎…………………………… 161
細菌性肺炎……………………… 122, 127
細菌性副鼻腔炎………………………16
柴胡桂枝乾姜湯………………… 22, 137
柴胡桂枝湯………………… 22, 23, 137
柴胡剤………………………………22, 23
柴胡清肝湯…………………………… 104
再診……………………………………… 5
再燃………………………………………23
柴朴湯………………………… 22, 134, 135
柴苓湯……………………………………22
嗄声………………………………………113
サルモネラ…………………………… 165
3種混合ワクチン…………………… 170

し

滋陰降火湯………………………………68
自汗傾向…………………………………22
篩骨洞の病変……………………………97
歯周病……………………………………16
視診…………………………………… 6, 146
舌の痛み…………………………………69
舌の違和感………………………………70
耳痛……………………………………110
湿性咳嗽……………………………… 134
ジフテリア…………………………… 170
芍薬甘草湯………………………… 138, 176
重症急性呼吸器症候群……………… 116
重症肺炎……………………………… 132
上咽頭炎……………………………14, 27
上気道症状………………………………17
小建中湯………………………… 69, 176
小柴胡湯………… 22, 23, 68, 134, 135, 137
小柴胡湯加桔梗石膏…………… 22, 67, 68, 137
小青竜湯………… 76, 102, 119, 134, 138, 175
小児急性中耳炎…………………… 108
小児用肺炎球菌ワクチン………… 169
初期硬結…………………………………63
食生活………………………………… 181
食養生………………………………… 188
地竜…………………………………… 137, 176
辛夷清肺湯……………… 68, 103, 104, 134, 138

参蘇飲………………………… 102, 134, 138
迅速診断法…………………………… 128
神秘湯………………………………… 134, 135

す

水分制限…………………………………69
髄膜炎……………………………………79
睡眠…………………………………… 182
水様性鼻汁…………………………… 102
頭蓋内病変…………………………… 165
頭痛…………………………………… 138, 148
ステロイド………………………………97
ステロイド点鼻…………………………95
ストレス……………………………… 182

せ

性感染症…………………………………59
清暑益気湯……………………… 69, 133
成人急性中耳炎……………………… 110
成人用肺炎球菌ワクチン…………… 169
清肺湯………………………… 103, 134
世界手洗いの日…………………… 185
咳…………………………… 24, 133, 147
　　急性上気道炎に伴う……………… 118
咳症状…………………… 17, 114, 154
咳先行型……………………… 155, 162
咳喘息………………………………… 131
舌圧子…………………………………… 6
石膏末………………………… 67, 68, 113
摂食性鼻漏………………………………93
セフェム系抗菌薬………………… 41, 84
セフトリアキシン………………………62
遷延性咳嗽…………………………… 131
川芎茶調散…………………………… 139
喘息性気管支炎……………………… 135
喘鳴…………………………… 22, 135
前立腺肥大症……………………………24

た

第一世代抗ヒスタミン薬………………20
大黄末………………………………… 105
大青竜湯……………………………… 137
脱水症状……………………………… 143
多房性ポリープ…………………………97
タミフル®…………………………… 157, 158

ち

竹筎温胆湯………………………………68
蓄膿症………………………………… 103

195

索引

中咽頭 ･･････････････････････････････････ 14, 32
中耳炎 ･････････････････････････････････････ 154
中東呼吸器症候群 ･･･････････････････････････ 116
腸重積 ･･････････････････････････････ 150, 174
腸閉塞 ･････････････････････････････････････ 149

て・と

手洗い ･････････････････････････････････････ 184
低血糖 ･････････････････････････････････････ 143
転移性感染 ･･･････････････････････････････････ 57
デング熱 ･･･････････････････････････････････ 116
伝染性単核球症 ･･･････････････････････････････ 40
糖尿病 ･･･････････････････････････････････ 16, 69
突発性発疹 ･･････････････････････････ 159, 160

な・に

内頸静脈血栓症 ･･･････････････････････････････ 57
生ワクチン ･････････････････････････････････ 167
二陳湯 ･･･････････････････････････ 102, 134, 137
尿路感染症 ･････････････････････････････････ 160

ね

寝汗 ･･･････････････････････････････････････ 23
熱性痙攣 ･････････････････････････････ 157, 160
粘血便 ･････････････････････････････････････ 150
粘性鼻汁 ･･･････････････････････････････････ 103
粘稠痰 ･････････････････････････････････････ 134
粘稠な分泌物 ･････････････････････････････････ 97
粘膜斑 ･･･････････････････････････････････････ 63

の

膿性痰 ･････････････････････････････････ 118, 122
膿性鼻汁 ･･･････････････････････････ 16, 77, 104
のどの痛み ･･･････････････････････････････････ 14
ノロウイルス ･･････････････････････････ 161, 165

は

肺炎 ･･････････････････････････････ 116, 124, 144
肺炎球菌 ･･･････････････････････････････････ 127
肺炎球菌迅速検査キット ･･･････････････････････ 88
肺炎球菌肺炎 ･･･････････････････････････････ 129
肺炎球菌ワクチン ･･･････････････････････････ 169
肺炎クラミジア ･････････････････････････････ 120
肺炎マイコプラズマ ･････････････････････････ 120
肺癌 ･･･････････････････････････････････････ 131
肺結核 ･････････････････････････････････････ 131
敗血症 ･･･ 57
肺塞栓症 ･････････････････････････････････････ 57
梅毒トレポネーマ ･････････････････････････････ 63

排膿散及湯 ･･････････････････････････････ 68, 103
麦門冬湯 ･･･････････････････････ 68, 69, 113, 119, 133
破傷風 ･････････････････････････････････････ 170
はちみつ ･･･････････････････････････････････ 163
発汗 ･･ 22
白血病 ･････････････････････････････････････ 161
発熱 ････････････････････････････････ 24, 136, 147
　長い ･････････････････････････････････････ 156
発熱先行型 ･･･････････････････････････ 157, 165
鼻症状 ･･･････････････････････････････････ 16, 71
鼻茸 ････････････････････････････････････ 103, 134
半夏厚朴湯 ･････････････････････････ 22, 134, 135
半夏白朮天麻湯 ･････････････････････････ 102, 139

ひ

冷え症 ･･････････････････････････････････････ 22
鼻炎 ･･･････････････････････････････････････ 134
肥厚性鼻炎 ･････････････････････････････････ 103
鼻汁 ･･････････････････････････････ 17, 73, 75, 147
鼻汁先行型 ･････････････････････････････ 153, 162
鼻汁抑制効果 ･････････････････････････････････ 21
非定型肺炎 ･････････････････････････････････ 127
ヒトメタニューモウイルス ･･･････････････････ 154
微熱 ････････････････････････････････････ 22, 137
鼻粘膜の生理作用 ･････････････････････････････ 74
皮膚圧迫反射 ･････････････････････････････････ 76
鼻・副鼻腔炎 ･････････････････････････････････ 73
鼻閉 ･･･････････････････････････ 16, 73, 76, 97, 105
百日咳 ･･･････････････････ 120, 135, 154, 155, 156, 162, 170
　大人型 ･･･････････････････････････････････ 164
白虎加人参湯 ･･･････････････････････････ 68, 69
白虎湯 ･････････････････････････････････････ 138
病原性大腸菌 ･･･････････････････････････････ 165
貧血 ･･･････････････････････････････････････ 161

ふ

風疹ワクチン ･･･････････････････････････････ 172
風味障害 ････････････････････････････････････ 95
不活化ポリオワクチン ･････････････････････ 170
不活化ワクチン ･････････････････････････････ 167
腹痛 ･･ 22
副鼻腔気管支症候群 ･････････････････････････ 131
副鼻腔真菌症 ･････････････････････････････････ 99
含み声 ･･････････････････････････････････････ 50
茯苓飲 ･･････････････････････････････････････ 70
茯苓飲合半夏厚朴湯 ･･････････････････････････ 70
浮腫 ･･ 24
不整脈 ･･････････････････････････････････････ 24
プラセボ ････････････････････････････････････ 12

へ

- ペニシリン系抗菌薬………… 41, 51, 84, 129
- ヘルパンギーナ……………………………159
- 片頭痛………………………………139, 165
- 片側扁桃の発赤………………………………46
- 扁桃……………………………………32, 39
- 　　　診かた…………………………………7
- 扁桃炎……………………………………14, 22
- 扁桃周囲炎………………………………14, 47
- 扁桃周囲膿瘍……………………………14, 50
- 扁桃膿栓………………………………………44
- 扁桃梅毒………………………………………63
- 便秘…………………………………………149

ほ

- 蜂窩織炎………………………………………46
- 防塵……………………………………………74
- 補中益気湯………………………23, 104, 133
- ほてり………………………………137, 138
- ポリコナゾール……………………………100

ま

- マイコプラズマ………… 126, 154, 155, 156, 162
- マイコプラズマ・ニューモニエ……………120
- マイコプラズマ肺炎………………………129
- 麻黄……………………………………………24
- 麻黄剤……………………………………22, 23
- 麻黄湯………………………………137, 175
- 麻黄附子細辛湯……… 22, 67, 102, 138, 175
- 麻杏甘石湯………………102, 134, 135, 137, 175
- マクロライド系抗菌薬…………121, 129, 155
- 麻疹ワクチン………………………………172
- マスク………………………………………184
- 慢性咳嗽……………………………………131
- 慢性気管支炎………………………………134
- 慢性腎不全……………………………………69
- 慢性副鼻腔炎………………………………103
- 慢性扁桃炎………………………………15, 44

み・む

- ミオパチー……………………………………24
- みぞおちのつかえ……………………………22
- ミノマイシン®……………………………156
- 味麦益気湯……………………………………69
- 未病…………………………………………187
- 無気肺…………………………………155, 156

め・も

- ムコール………………………………………99
- 無呼吸発作…………………………………154
- ムンプスワクチン…………………………173

め・も

- メッケル憩室………………………………150
- モラクセラ・カタラーリス………………127

ゆ・よ

- 幽門狭窄症…………………………………149
- 養生……………………………………23, 187
- 溶連菌…………………………………159, 165
- 溶連菌感染……………… 29, 35, 36, 40, 161
- 4種混合ワクチン…………………………170

ら

- ライノウイルス………………30, 154, 162
- ラピアクタ®………………………………159
- ラピラン®肺炎球菌 HS………………………88

り

- リステリア…………………………………165
- 六君子湯……………………………102, 137
- 立効散…………………………………………68
- リポソーマル アムホテリシン B…………100
- 苓甘姜味辛夏仁湯…………………………102
- 苓桂朮甘湯…………………………………138
- 緑内障…………………………………………24
- リレンザ®…………………………………158
- 淋菌……………………………………………59
- 淋菌咽頭炎……………………………………59
- 臨床現場即時検査…………………………128
- リンパ濾胞……………………………………33

る・れ

- ルゴール塗布…………………………………31
- 麗澤通気湯…………………………………138
- 冷房病…………………………………………22
- レジオネラ……………………………116, 126
- レスピラトリーキノロン…………………129
- レプリーゼ…………………………………120

ろ・わ

- 老人性鼻漏……………………………………90
- ロタウイルス………………………………161
- ロタワクチン………………………………173
- ワクチン接種………………………………167

欧文索引

A

A群β溶連菌感染後疾患 …………………41
A-DROP システム ……………………… 126
air-fluid level ……………………… 83, 92
air trapping …………………………… 153

B・C

β-D グルカン …………………………………99
butterfly appearance ……………… 63, 64
Centor Score……………………………………36
Charcot-Leyden 結晶……………………………99
Chlamydia trachomatis……………………………59
CURB-65 ……………………………… 125

D・E

Diehr rule ……………………………… 124
double sickening ………………………………16
double worsening………………………………16
DPT ……………………………………… 170
DPT-IPV ………………………………… 170
EB ウイルス ……………………………… 160

F・G

Fusobacterium necrophorum ………………57
gustatory rhinorrhea ……………………………93

H

H1N1型インフルエンザ ……………… 116
Heckerling Score ……………………… 125
HHV-6 …………………………………… 159

L・M

HHV-7 …………………………………… 159
Hib ワクチン …………………………… 168
HIV 感染 …………………………………65

Lemierre 症候群 ……………………………57
McIssac Score …………………………………36
MERS……………………………………… 116
MR ワクチン …………………………… 172

N・O

nasal cycle………………………………………78
OTC 医薬品 ……………………………………20

P

POCT (Point of Care Testing) ………… 128
postinfectious cough ………………… 122
poststreptococcal acute glomerulonephritis
　(PSAGN) ……………………………………41

R

RS ウイルス ……………………… 153, 162

S

SARS ……………………………………… 116
sexually transmitted diseases (STD) ………59
skier's nose ……………………………………92
Staphylococci ……………………………………57
Streptococcus ……………………………………57
STS 法 ……………………………………………64

T

Tp 法定性検査 ……………………………………64
Treponema pallidum (Tp) ……………………63

● 編著者プロフィール

橋口 一弘（Kazuhiro Hashiguchi）

大阪市出身．
1982年慶應義塾大学医学部卒業後，慶應義塾大学病院耳鼻咽喉科入局．
済生会神奈川県病院にて耳鼻咽喉科研修．
慶應義塾大学病院耳鼻咽喉科助手を経て，1989年産業医科大学耳鼻咽喉科講師．
1990年から北里研究所病院耳鼻咽喉科勤務．
2009年4月から北里大学北里研究所病院臨床教授．
2011年3月ふたばクリニック開院，現在に至る．

北里研究所病院勤務時，クラミジア（クラミドフィラ）・ニューモニエと耳鼻咽喉科疾患との関連についての研究，インフルエンザ経鼻ワクチンの研究に従事していた．
2005年に花粉曝露室OHIO Chamberを設立し，現在はスギ花粉症治療について研究している．

中山書店の出版物に関する情報は,小社サポートページを御覧ください.
http://www.nakayamashoten.co.jp/bookss/define/support/support.html

---

その症状は"風邪"?
主訴から鑑別する・治療する

2016年2月20日　初版第1刷発行ⓒ　　〔検印省略〕

編　著―――橋口　一弘
発行者―――平田　直
発行所―――株式会社 中山書店
　　　　　　〒112-0006　東京都文京区小日向4-2-6
　　　　　　TEL 03-3813-1100(代表)　振替 00130-5-196565
　　　　　　http://www.nakayamashoten.co.jp/

本文デザイン―ビーコム
装丁―――ビーコム
イラスト――田中ゆう子
印刷・製本―三松堂株式会社

Published by Nakayama Shoten Co., Ltd.　　　Printed in Japan
ISBN　978-4-521-74329-5
落丁・乱丁の場合はお取り替え致します

本書の複製権・上映権・譲渡権・公衆送信権(送信可能化権を含む)
は株式会社中山書店が保有します.

JCOPY 〈㈳出版者著作権管理機構 委託出版物〉
本書の無断複写は著作権法上での例外を除き禁じられています.
複写される場合は,そのつど事前に,㈳出版者著作権管理機構
(電話 03-3513-6969, FAX 03-3513-6979, info@jcopy.or.jp)の許諾を
得てください.

本書をスキャン・デジタルデータ化するなどの複製を無許諾で行う行為は,著作権法上での限られた例外(「私的使用のための複製」など)を除き著作権法違反となります.なお,大学・病院・企業などにおいて,内部的に業務上使用する目的で上記の行為を行うことは,私的使用には該当せず違法です.また私的使用のためであっても,代行業者等の第三者に依頼して使用する本人以外の者が上記の行為を行うことは違法です.